健康中国行动

文件汇编

健康中国行动推进委员会办公室　编

人民卫生出版社

图书在版编目（CIP）数据

健康中国行动文件汇编 / 健康中国行动推进委员会
办公室编 . —北京：人民卫生出版社，2019
ISBN 978-7-117-28890-3

I.①健… Ⅱ.①健… Ⅲ.①医疗保健事业 – 文件 –
汇编 – 中国 Ⅳ.①R199.2

中国版本图书馆 CIP 数据核字（2019）第 189033 号

| 人卫智网 | www.ipmph.com | 医学教育、学术、考试、健康，购书智慧智能综合服务平台 |
| 人卫官网 | www.pmph.com | 人卫官方资讯发布平台 |

健康中国行动文件汇编

编　　者：健康中国行动推进委员会办公室
出版发行：人民卫生出版社（中继线 010-59780011）
地　　址：北京市朝阳区潘家园南里 19 号
邮　　编：100021
E - mail：pmph @ pmph.com
购书热线：010-59787592　010-59787584　010-65264830
印　　刷：三河市博文印刷有限公司
经　　销：新华书店
开　　本：710×1000　1/16　印张：9
字　　数：113 千字
版　　次：2019 年 10 月第 1 版　2020 年 1 月第 1 版第 2 次印刷
标准书号：ISBN 978-7-117-28890-3
定　　价：30.00 元

打击盗版举报电话：**010-59787491**　**E-mail: WQ @ pmph.com**
质量问题联系电话：**010-59787234**　**E-mail: zhiliang @ pmph.com**

目　　录

"健康中国 2030" 规划纲要

(2016 年 10 月 25 日中共中央、国务院发布)

序　言

健康是促进人的全面发展的必然要求,是经济社会发展的基础条件。实现国民健康长寿,是国家富强、民族振兴的重要标志,也是全国各族人民的共同愿望。

党和国家历来高度重视人民健康。新中国成立以来特别是改革开放以来,我国健康领域改革发展取得显著成就,城乡环境面貌明显改善,全民健身运动蓬勃发展,医疗卫生服务体系日益健全,人民健康水平和身体素质持续提高。2015 年我国人均预期寿命已达 76.34 岁,婴儿死亡率、5 岁以下儿童死亡率、孕产妇死亡率分别下降到 8.1‰、10.7‰和 20.1/10 万,总体上优于中高收入国家平均水平,为全面建成小康社会奠定了重要基础。同时,工业化、城镇化、人口老龄化、疾病谱变化、生态环境及生活方式变化等,也给维护和促进健康带来一系列新的挑战,健康服务供给总体不足与需求不断增长之间的矛盾依然突出,健康领域发展与经济社会发展的协调性有待增强,需要从国家战略层面统筹解决关系健康的重大和长远问题。

推进健康中国建设,是全面建成小康社会、基本实现社会主义现代化的重要基础,是全面提升中华民族健康素质、实现人民健康与经济社会协调发展的国家战略,是积极参与全球健康治理、履行 2030 年可持续发展议程国际承诺的重大举措。未来 15 年,是推进健康中国建设的重要战略机遇期。经济保持中高速增长将为维护人民健康奠定坚实基础,消费结构升级将为发展健康服务创造广阔空间,科技创新将为提高健康水平提供有力支撑,各方面制度更加成熟更加定型将为健康领域可持续发展构建强大保障。

为推进健康中国建设,提高人民健康水平,根据党的十八届五中全会战略部署,制定本规划纲要。本规划纲要是推进健康中国建设的宏伟蓝图和行动纲领。全社会要增强责任感、使命感,全力推进健康中国建设,为实现中华民族伟大复兴和推动人类文明进步作出更大贡献。

第一篇　总体战略

第一章　指导思想

推进健康中国建设,必须高举中国特色社会主义伟大旗帜,全面贯彻党的十八大和十八届三中、四中、五中全会精神,以马克思列宁主义、毛泽东思想、邓小平理论、"三个代表"重要思想、科学发展观为指导,深入学习贯彻习近平总书记系列重要讲话精神,紧紧围绕统筹推进"五位一体"总体布局和协调推进"四个全面"战略布局,认真落实党中央、国务院决策部署,坚持以人民为中心的发展思想,牢固树立和贯彻落实新发展理念,坚持正确的卫生与健康工作方针,以提高人民健康水平为核心,以体制机制改革创新为动力,以普及健康生活、优化健康服务、完善健康保障、建设健康环境、发展健康产业为重点,把健康融入所有政策,加快转变健康领域发展方式,全方位、全周期维护和保障人民健康,大幅提高健康水平,显著改善健康公平,为实现"两个一百年"奋斗目标和中华民族伟大复兴的中国梦提供坚实健康基础。

主要遵循以下原则：

——健康优先。把健康摆在优先发展的战略地位，立足国情，将促进健康的理念融入公共政策制定实施的全过程，加快形成有利于健康的生活方式、生态环境和经济社会发展模式，实现健康与经济社会良性协调发展。

——改革创新。坚持政府主导，发挥市场机制作用，加快关键环节改革步伐，冲破思想观念束缚，破除利益固化藩篱，清除体制机制障碍，发挥科技创新和信息化的引领支撑作用，形成具有中国特色、促进全民健康的制度体系。

——科学发展。把握健康领域发展规律，坚持预防为主、防治结合、中西医并重，转变服务模式，构建整合型医疗卫生服务体系，推动健康服务从规模扩张的粗放型发展转变到质量效益提升的绿色集约式发展，推动中医药和西医药相互补充、协调发展，提升健康服务水平。

——公平公正。以农村和基层为重点，推动健康领域基本公共服务均等化，维护基本医疗卫生服务的公益性，逐步缩小城乡、地区、人群间基本健康服务和健康水平的差异，实现全民健康覆盖，促进社会公平。

第二章 战略主题

"共建共享、全民健康"，是建设健康中国的战略主题。核心是以人民健康为中心，坚持以基层为重点，以改革创新为动力，预防为主，中西医并重，把健康融入所有政策，人民共建共享的卫生与健康工作方针，针对生活行为方式、生产生活环境以及医疗卫生服务等健康影响因素，坚持政府主导与调动社会、个人的积极性相结合，推动人人参与、人人尽力、人人享有，落实预防为主，推行健康生活方式，减少疾病发生，强化早诊断、早治疗、早康复，实现全民健康。

共建共享是建设健康中国的基本路径。从供给侧和需求侧两端发力,统筹社会、行业和个人三个层面,形成维护和促进健康的强大合力。要促进全社会广泛参与,强化跨部门协作,深化军民融合发展,调动社会力量的积极性和创造性,加强环境治理,保障食品药品安全,预防和减少伤害,有效控制影响健康的生态和社会环境危险因素,形成多层次、多元化的社会共治格局。要推动健康服务供给侧结构性改革,卫生计生、体育等行业要主动适应人民健康需求,深化体制机制改革,优化要素配置和服务供给,补齐发展短板,推动健康产业转型升级,满足人民群众不断增长的健康需求。要强化个人健康责任,提高全民健康素养,引导形成自主自律、符合自身特点的健康生活方式,有效控制影响健康的生活行为因素,形成热爱健康、追求健康、促进健康的社会氛围。

全民健康是建设健康中国的根本目的。立足全人群和全生命周期两个着力点,提供公平可及、系统连续的健康服务,实现更高水平的全民健康。要惠及全人群,不断完善制度、扩展服务、提高质量,使全体人民享有所需要的、有质量的、可负担的预防、治疗、康复、健康促进等健康服务,突出解决好妇女儿童、老年人、残疾人、低收入人群等重点人群的健康问题。要覆盖全生命周期,针对生命不同阶段的主要健康问题及主要影响因素,确定若干优先领域,强化干预,实现从胎儿到生命终点的全程健康服务和健康保障,全面维护人民健康。

第三章　战略目标

到 2020 年,建立覆盖城乡居民的中国特色基本医疗卫生制度,健康素养水平持续提高,健康服务体系完善高效,人人享有基本医疗卫生服务和基本体育健身服务,基本形成内涵丰富、结构合理的健康产业体系,主要健康指标居于中高收入国家前列。

到 2030 年,促进全民健康的制度体系更加完善,健康领域发展更加协调,健康生活方式得到普及,健康服务质量和健康保障水平不断提高,健康产业繁荣发展,基本实现健康公平,主要健康指标进入高收入国家行列。到 2050 年,建成与社会主义现代化国家相适应的健康国家。

到 2030 年具体实现以下目标:

——人民健康水平持续提升。人民身体素质明显增强,2030年人均预期寿命达到 79.0 岁,人均健康预期寿命显著提高。

——主要健康危险因素得到有效控制。全民健康素养大幅提高,健康生活方式得到全面普及,有利于健康的生产生活环境基本形成,食品药品安全得到有效保障,消除一批重大疾病危害。

——健康服务能力大幅提升。优质高效的整合型医疗卫生服务体系和完善的全民健身公共服务体系全面建立,健康保障体系进一步完善,健康科技创新整体实力位居世界前列,健康服务质量和水平明显提高。

——健康产业规模显著扩大。建立起体系完整、结构优化的健康产业体系,形成一批具有较强创新能力和国际竞争力的大型企业,成为国民经济支柱性产业。

——促进健康的制度体系更加完善。有利于健康的政策法律法规体系进一步健全,健康领域治理体系和治理能力基本实现现代化。

健康中国建设主要指标

领域	指标	2015 年	2020 年	2030 年
健康水平	人均预期寿命(岁)	76.34	77.3	79.0
	婴儿死亡率(‰)	8.1	7.5	5.0
	5 岁以下儿童死亡率(‰)	10.7	9.5	6.0
	孕产妇死亡率(1/10 万)	20.1	18.0	12.0
	城乡居民达到《国民体质测定标准》合格以上的人数比例(%)	89.6 (2014 年)	90.6	92.2

领域	指标	2015 年	2020 年	2030 年
健康生活	居民健康素养水平(%)	10	20	30
	经常参加体育锻炼人数(亿人)	3.6 (2014 年)	4.35	5.3
健康服务与保障	重大慢性病过早死亡率(%)	19.1 (2013 年)	比 2015 年 降低 10%	比 2015 年 降低 30%
	每千常住人口执业(助理)医师数(人)	2.2	2.5	3.0
	个人卫生支出占卫生总费用的比重(%)	29.3	28 左右	25 左右
健康环境	地级及以上城市空气质量优良天数比率(%)	76.7	>80	持续改善
	地表水质量达到或好于Ⅲ类水体比例(%)	66	>70	持续改善
健康产业	健康服务业总规模(万亿元)	—	>8	16

第二篇　普及健康生活

第四章　加强健康教育

第一节　提高全民健康素养

推进全民健康生活方式行动,强化家庭和高危个体健康生活方式指导及干预,开展健康体重、健康口腔、健康骨骼等专项行动,到 2030 年基本实现以县(市、区)为单位全覆盖。开发推广促进健康生活的适宜技术和用品。建立健康知识和技能核心信息发布制度,健全覆盖全国的健康素养和生活方式监测体系。建立健全健康促进与教育体系,提高健康教育服务能力,从小抓起,普及健康科学知识。加强精神文明建设,发展健康文化,移风易俗,培育良好的生活习惯。各级各类媒体加大健康科学知识宣传力度,积极建设和规范各类广播电视等健康栏目,利用新媒体拓展健康教育。

第二节　加大学校健康教育力度

将健康教育纳入国民教育体系,把健康教育作为所有教育阶段素质教育的重要内容。以中小学为重点,建立学校健康教育推进机制。构建相关学科教学与教育活动相结合、课堂教育与课外实践相结合、经常性宣传教育与集中式宣传教育相结合的健康教育模式。培养健康教育师资,将健康教育纳入体育教师职前教育和职后培训内容。

第五章　塑造自主自律的健康行为

第一节　引导合理膳食

制定实施国民营养计划,深入开展食物(农产品、食品)营养功能评价研究,全面普及膳食营养知识,发布适合不同人群特点的膳食指南,引导居民形成科学的膳食习惯,推进健康饮食文化建设。建立健全居民营养监测制度,对重点区域、重点人群实施营养干预,重点解决微量营养素缺乏、部分人群油脂等高热能食物摄入过多等问题,逐步解决居民营养不足与过剩并存问题。实施临床营养干预。加强对学校、幼儿园、养老机构等营养健康工作的指导。开展示范健康食堂和健康餐厅建设。到 2030 年,居民营养知识素养明显提高,营养缺乏疾病发生率显著下降,全国人均每日食盐摄入量降低 20%,超重、肥胖人口增长速度明显放缓。

第二节　开展控烟限酒

全面推进控烟履约,加大控烟力度,运用价格、税收、法律等手段提高控烟成效。深入开展控烟宣传教育。积极推进无烟环境建设,强化公共场所控烟监督执法。推进公共场所禁烟工作,逐步实现室内公共场所全面禁烟。领导干部要带头在公共场所禁烟,把党政机关建成无烟机关。强化戒烟服务。到2030年,15岁以上人群吸烟率降低到20%。加强限酒健康教育,控制酒精过度使用,减少酗酒。加强有害使用酒精监测。

第三节　促进心理健康

加强心理健康服务体系建设和规范化管理。加大全民心理健康科普宣传力度,提升心理健康素养。加强对抑郁症、焦虑症等常见精神障碍和心理行为问题的干预,加大对重点人群心理问题早期发现和及时干预力度。加强严重精神障碍患者报告登记和救治救助管理。全面推进精神障碍社区康复服务。提高突发事件心理危机的干预能力和水平。到2030年,常见精神障碍防治和心理行为问题识别干预水平显著提高。

第四节　减少不安全性行为和毒品危害

强化社会综合治理,以青少年、育龄妇女及流动人群为重点,开展性道德、性健康和性安全宣传教育和干预,加强对性传播高危行为人群的综合干预,减少意外妊娠和性相关疾病传播。大力普及有关毒品危害、应对措施和治疗途径等知识。加强全国戒毒医疗服务体系建设,早发现、早治疗成瘾者。加强戒毒药物维持治疗与社区戒毒、强制隔离戒毒和社区康复的衔接。建立集生理脱毒、心理康复、就业扶持、回归社会于一体的戒毒康复模式,最大限度减少毒品社会危害。

第六章 提高全民身体素质

第一节 完善全民健身公共服务体系

统筹建设全民健身公共设施,加强健身步道、骑行道、全民健身中心、体育公园、社区多功能运动场等场地设施建设。到2030年,基本建成县乡村三级公共体育设施网络,人均体育场地面积不低于2.3平方米,在城镇社区实现15分钟健身圈全覆盖。推行公共体育设施免费或低收费开放,确保公共体育场地设施和符合开放条件的企事业单位体育场地设施全部向社会开放。加强全民健身组织网络建设,扶持和引导基层体育社会组织发展。

第二节 广泛开展全民健身运动

继续制定实施全民健身计划,普及科学健身知识和健身方法,推动全民健身生活化。组织社会体育指导员广泛开展全民健身指导服务。实施国家体育锻炼标准,发展群众健身休闲活动,丰富和完善全民健身体系。大力发展群众喜闻乐见的运动项目,鼓励开发适合不同人群、不同地域特点的特色运动项目,扶持推广太极拳、健身气功等民族民俗民间传统运动项目。

第三节 加强体医融合和非医疗健康干预

发布体育健身活动指南,建立完善针对不同人群、不同环境、不同身体状况的运动处方库,推动形成体医结合的疾病管理与健康服务模式,发挥全民科学健身在健康促进、慢性病预防和康复等方面的积极作用。加强全民健身科技创新平台和科学健身指导服务站点建设。开展国民体质测试,完善体质健康监测体系,开发应用国民体质健康监测大数据,开展运动风险评估。

第四节　促进重点人群体育活动

制定实施青少年、妇女、老年人、职业群体及残疾人等特殊群体的体质健康干预计划。实施青少年体育活动促进计划，培育青少年体育爱好，基本实现青少年熟练掌握 1 项以上体育运动技能，确保学生校内每天体育活动时间不少于 1 小时。到 2030 年，学校体育场地设施与器材配置达标率达到 100%，青少年学生每周参与体育活动达到中等强度 3 次以上，国家学生体质健康标准达标优秀率 25% 以上。加强科学指导，促进妇女、老年人和职业群体积极参与全民健身。实行工间健身制度，鼓励和支持新建工作场所建设适当的健身活动场地。推动残疾人康复体育和健身体育广泛开展。

第三篇　优化健康服务

第七章　强化覆盖全民的公共卫生服务

第一节　防治重大疾病

实施慢性病综合防控战略，加强国家慢性病综合防控示范区建设。强化慢性病筛查和早期发现，针对高发地区重点癌症开展早诊早治工作，推动癌症、脑卒中、冠心病等慢性病的机会性筛查。基本实现高血压、糖尿病患者管理干预全覆盖，逐步将符合条件的癌症、脑卒中等重大慢性病早诊早治适宜技术纳入诊疗常规。加强学生近视、肥胖等常见病防治。到 2030 年，实现全人群、全生命周期的慢性病健康管理，总体癌症 5 年生存率提高 15%。加强口腔卫生，12 岁儿童患龋率控制在 25% 以内。

加强重大传染病防控。完善传染病监测预警机制。继续实施扩大国家免疫规划,适龄儿童国家免疫规划疫苗接种率维持在较高水平,建立预防接种异常反应补偿保险机制。加强艾滋病检测、抗病毒治疗和随访管理,全面落实临床用血核酸检测和预防艾滋病母婴传播,疫情保持在低流行水平。建立结核病防治综合服务模式,加强耐多药肺结核筛查和监测,规范肺结核诊疗管理,全国肺结核疫情持续下降。有效应对流感、手足口病、登革热、麻疹等重点传染病疫情。继续坚持以传染源控制为主的血吸虫病综合防治策略,全国所有流行县达到消除血吸虫病标准。继续巩固全国消除疟疾成果。全国所有流行县基本控制包虫病等重点寄生虫病流行。保持控制和消除重点地方病,地方病不再成为危害人民健康的重点问题。加强突发急性传染病防治,积极防范输入性突发急性传染病,加强鼠疫等传统烈性传染病防控。强化重大动物源性传染病的源头治理。

第二节 完善计划生育服务管理

健全人口与发展的综合决策体制机制,完善有利于人口均衡发展的政策体系。改革计划生育服务管理方式,更加注重服务家庭,构建以生育支持、幼儿养育、青少年发展、老人赡养、病残照料为主题的家庭发展政策框架,引导群众负责任、有计划地生育。完善国家计划生育技术服务政策,加大再生育计划生育技术服务保障力度。全面推行知情选择,普及避孕节育和生殖健康知识。完善计划生育家庭奖励扶助制度和特别扶助制度,实行奖励扶助金标准动态调整。坚持和完善计划生育目标管理责任制,完善宣传倡导、依法管理、优质服务、政策推动、综合治理的计划生育长效工作机制。建立健全出生人口监测工作机制。继续开展出生人口性别比治理。到2030年,全国出生人口性别比实现自然平衡。

第三节　推进基本公共卫生服务均等化

继续实施完善国家基本公共卫生服务项目和重大公共卫生服务项目,加强疾病经济负担研究,适时调整项目经费标准,不断丰富和拓展服务内容,提高服务质量,使城乡居民享有均等化的基本公共卫生服务,做好流动人口基本公共卫生计生服务均等化工作。

第八章　提供优质高效的医疗服务

第一节　完善医疗卫生服务体系

全面建成体系完整、分工明确、功能互补、密切协作、运行高效的整合型医疗卫生服务体系。县和市域内基本医疗卫生资源按常住人口和服务半径合理布局,实现人人享有均等化的基本医疗卫生服务;省级及以上分区域统筹配置,整合推进区域医疗资源共享,基本实现优质医疗卫生资源配置均衡化,省域内人人享有均质化的危急重症、疑难病症诊疗和专科医疗服务;依托现有机构,建设一批引领国内、具有全球影响力的国家级医学中心,建设一批区域医学中心和国家临床重点专科群,推进京津冀、长江经济带等区域医疗卫生协同发展,带动医疗服务区域发展和整体水平提升。加强康复、老年病、长期护理、慢性病管理、安宁疗护等接续性医疗机构建设。实施健康扶贫工程,加大对中西部贫困地区医疗卫生机构建设支持力度,提升服务能力,保障贫困人口健康。到2030年,15分钟基本医疗卫生服务圈基本形成,每千常住人口注册护士数达到4.7人。

第二节　创新医疗卫生服务供给模式

建立专业公共卫生机构、综合和专科医院、基层医疗卫生机构"三位一体"的重大疾病防控机制,建立信息共享、互联互通机制,推进慢性病防、治、管整体融合发展,实现医防结合。建立不同层级、不同类别、不同举办主体医疗卫生机构间目标明确、权责清晰的分工协作机制,不断完善服务网络、运行机制和激励机制,基层普遍具备居民健康守门人的能力。完善家庭医生签约服务,全面建立成熟完善的分级诊疗制度,形成基层首诊、双向转诊、上下联动、急慢分治的合理就医秩序,健全治疗—康复—长期护理服务链。引导三级公立医院逐步减少普通门诊,重点发展危急重症、疑难病症诊疗。完善医疗联合体、医院集团等多种分工协作模式,提高服务体系整体绩效。加快医疗卫生领域军民融合,积极发挥军队医疗卫生机构作用,更好为人民服务。

第三节　提升医疗服务水平和质量

建立与国际接轨、体现中国特色的医疗质量管理与控制体系,基本健全覆盖主要专业的国家、省、市三级医疗质量控制组织,推出一批国际化标准规范。建设医疗质量管理与控制信息化平台,实现全行业全方位精准、实时管理与控制,持续改进医疗质量和医疗安全,提升医疗服务同质化程度,再住院率、抗菌药物使用率等主要医疗服务质量指标达到或接近世界先进水平。全面实施临床路径管理,规范诊疗行为,优化诊疗流程,增强患者就医获得感。推进合理用药,保障临床用血安全,基本实现医疗机构检查、检验结果互认。加强医疗服务人文关怀,构建和谐医患关系。依法严厉打击涉医违法犯罪行为特别是伤害医务人员的暴力犯罪行为,保护医务人员安全。

第九章　充分发挥中医药独特优势

第一节　提高中医药服务能力

实施中医临床优势培育工程,强化中医药防治优势病种研究,加强中西医结合,提高重大疑难病、危急重症临床疗效。大力发展中医非药物疗法,使其在常见病、多发病和慢性病防治中发挥独特作用。发展中医特色康复服务。健全覆盖城乡的中医医疗保健服务体系。在乡镇卫生院和社区卫生服务中心建立中医馆、国医堂等中医综合服务区,推广适宜技术,所有基层医疗卫生机构都能够提供中医药服务。促进民族医药发展。到2030年,中医药在治未病中的主导作用、在重大疾病治疗中的协同作用、在疾病康复中的核心作用得到充分发挥。

第二节　发展中医养生保健治未病服务

实施中医治未病健康工程,将中医药优势与健康管理结合,探索融健康文化、健康管理、健康保险为一体的中医健康保障模式。鼓励社会力量举办规范的中医养生保健机构,加快养生保健服务发展。拓展中医医院服务领域,为群众提供中医健康咨询评估、干预调理、随访管理等治未病服务。鼓励中医医疗机构、中医医师为中医养生保健机构提供保健咨询和调理等技术支持。开展中医中药中国行活动,大力传播中医药知识和易于掌握的养生保健技术方法,加强中医药非物质文化遗产的保护和传承运用,实现中医药健康养生文化创造性转化、创新性发展。

第三节　推进中医药继承创新

实施中医药传承创新工程,重视中医药经典医籍研读及挖掘,全面系统继承历代各家学术理论、流派及学说,不断弘扬当代名老中医药专家学术思想和临床诊疗经验,挖掘民间诊疗技术和方药,推进中医药文化传承与发展。建立中医药传统知识保护制度,制定传统知识保护名录。融合现代科技成果,挖掘中药方剂,加强重大疑难疾病、慢性病等中医药防治技术和新药研发,不断推动中医药理论与实践发展。发展中医药健康服务,加快打造全产业链服务的跨国公司和国际知名的中国品牌,推动中医药走向世界。保护重要中药资源和生物多样性,开展中药资源普查及动态监测。建立大宗、道地和濒危药材种苗繁育基地,提供中药材市场动态监测信息,促进中药材种植业绿色发展。

第十章　加强重点人群健康服务

第一节　提高妇幼健康水平

实施母婴安全计划,倡导优生优育,继续实施住院分娩补助制度,向孕产妇免费提供生育全过程的基本医疗保健服务。加强出生缺陷综合防治,构建覆盖城乡居民,涵盖孕前、孕期、新生儿各阶段的出生缺陷防治体系。实施健康儿童计划,加强儿童早期发展,加强儿科建设,加大儿童重点疾病防治力度,扩大新生儿疾病筛查,继续开展重点地区儿童营养改善等项目。提高妇女常见病筛查率和早诊早治率。实施妇幼健康和计划生育服务保障工程,提升孕产妇和新生儿危急重症救治能力。

第二节　促进健康老龄化

推进老年医疗卫生服务体系建设,推动医疗卫生服务延伸至社区、家庭。健全医疗卫生机构与养老机构合作机制,支持养老机构开展医疗服务。推进中医药与养老融合发展,推动医养结合,为老年人提供治疗期住院、康复期护理、稳定期生活照料、安宁疗护一体化的健康和养老服务,促进慢性病全程防治管理服务同居家、社区、机构养老紧密结合。鼓励社会力量兴办医养结合机构。加强老年常见病、慢性病的健康指导和综合干预,强化老年人健康管理。推动开展老年心理健康与关怀服务,加强老年痴呆症等的有效干预。推动居家老人长期照护服务发展,全面建立经济困难的高龄、失能老人补贴制度,建立多层次长期护理保障制度。进一步完善政策,使老年人更便捷获得基本药物。

第三节　维护残疾人健康

制定实施残疾预防和残疾人康复条例。加大符合条件的低收入残疾人医疗救助力度,将符合条件的残疾人医疗康复项目按规定纳入基本医疗保险支付范围。建立残疾儿童康复救助制度,有条件的地方对残疾人基本型辅助器具给予补贴。将残疾人康复纳入基本公共服务,实施精准康复,为城乡贫困残疾人、重度残疾人提供基本康复服务。完善医疗机构无障碍设施,改善残疾人医疗服务。进一步完善康复服务体系,加强残疾人康复和托养设施建设,建立医疗机构与残疾人专业康复机构双向转诊机制,推动基层医疗卫生机构优先为残疾人提供基本医疗、公共卫生和健康管理等签约服务。制定实施国家残疾预防行动计划,增强全社会残疾预防意识,开展全人群、全生命周期残疾预防,有效控制残疾的发生和发展。加强对致残疾病及其他致残因素的防控。推动国家残疾预防综合试验区试点工作。继续开展防盲治盲和防聋治聋工作。

第四篇　完善健康保障

第十一章　健全医疗保障体系

第一节　完善全民医保体系

健全以基本医疗保障为主体、其他多种形式补充保险和商业健康保险为补充的多层次医疗保障体系。整合城乡居民基本医保制度和经办管理。健全基本医疗保险稳定可持续筹资和待遇水平调整机制,实现基金中长期精算平衡。完善医保缴费参保政策,均衡单位和个人缴费负担,合理确定政府与个人分担比例。改进职工医保个人账户,开展门诊统筹。进一步健全重特大疾病医疗保障机制,加强基本医保、城乡居民大病保险、商业健康保险与医疗救助等的有效衔接。到2030年,全民医保体系成熟定型。

第二节 健全医保管理服务体系

严格落实医疗保险基金预算管理。全面推进医保支付方式改革,积极推进按病种付费、按人头付费,积极探索按疾病诊断相关分组付费(DRGs)、按服务绩效付费,形成总额预算管理下的复合式付费方式,健全医保经办机构与医疗机构的谈判协商与风险分担机制。加快推进基本医保异地就医结算,实现跨省异地安置退休人员住院医疗费用直接结算和符合转诊规定的异地就医住院费用直接结算。全面实现医保智能监控,将医保对医疗机构的监管延伸到医务人员。逐步引入社会力量参与医保经办。加强医疗保险基础标准建设和应用。到2030年,全民医保管理服务体系完善高效。

第三节 积极发展商业健康保险

落实税收等优惠政策,鼓励企业、个人参加商业健康保险及多种形式的补充保险。丰富健康保险产品,鼓励开发与健康管理服务相关的健康保险产品。促进商业保险公司与医疗、体检、护理等机构合作,发展健康管理组织等新型组织形式。到2030年,现代商业健康保险服务业进一步发展,商业健康保险赔付支出占卫生总费用比重显著提高。

第十二章 完善药品供应保障体系

第一节 深化药品、医疗器械流通体制改革

推进药品、医疗器械流通企业向供应链上下游延伸开展服务,形成现代流通新体系。规范医药电子商务,丰富药品流通渠道和

发展模式。推广应用现代物流管理与技术,健全中药材现代流通网络与追溯体系。落实医疗机构药品、耗材采购主体地位,鼓励联合采购。完善国家药品价格谈判机制。建立药品出厂价格信息可追溯机制。强化短缺药品供应保障和预警,完善药品储备制度和应急供应机制。建设遍及城乡的现代医药流通网络,提高基层和边远地区药品供应保障能力。

第二节　完善国家药物政策

巩固完善国家基本药物制度,推进特殊人群基本药物保障。完善现有免费治疗药品政策,增加艾滋病防治等特殊药物免费供给。保障儿童用药。完善罕见病用药保障政策。建立以基本药物为重点的临床综合评价体系。按照政府调控和市场调节相结合的原则,完善药品价格形成机制。强化价格、医保、采购等政策的衔接,坚持分类管理,加强对市场竞争不充分药品和高值医用耗材的价格监管,建立药品价格信息监测和信息公开制度,制定完善医保药品支付标准政策。

第五篇　建设健康环境

第十三章　深入开展爱国卫生运动

第一节　加强城乡环境卫生综合整治

持续推进城乡环境卫生整洁行动,完善城乡环境卫生基础设施和长效机制,统筹治理城乡环境卫生问题。加大农村人居环境治理力度,全面加强农村垃圾治理,实施农村生活污水治理工程,大力推广清洁能源。到2030年,努力把我国农村建设成为人居环境干净整洁、适合居民生活养老的美丽家园,实现人与自然和谐发展。实施农村饮水安全巩固提升工程,推动城镇供水设施向农村延伸,进一步提高农村集中供水率、自来水普及率、水质达标率和供水保证率,全面建立从源头到龙头的农村饮水安全保障体系。加快无害化卫生厕所建设,力争到 2030 年,全国农村居民基本都能用上无害化卫生厕所。实施以环境治理为主的病媒生物综合预防控制策略。深入推进国家卫生城镇创建,力争到 2030 年,国家卫生城市数量提高到全国城市总数的 50%,有条件的省(自治区、直辖市)实现全覆盖。

第二节 建设健康城市和健康村镇

把健康城市和健康村镇建设作为推进健康中国建设的重要抓手,保障与健康相关的公共设施用地需求,完善相关公共设施体系、布局和标准,把健康融入城乡规划、建设、治理的全过程,促进城市与人民健康协调发展。针对当地居民主要健康问题,编制实施健康城市、健康村镇发展规划。广泛开展健康社区、健康村镇、健康单位、健康家庭等建设,提高社会参与度。重点加强健康学校建设,加强学生健康危害因素监测与评价,完善学校食品安全管理、传染病防控等相关政策。加强健康城市、健康村镇建设监测与评价。到 2030年,建成一批健康城市、健康村镇建设的示范市和示范村镇。

第十四章 加强影响健康的环境问题治理

第一节 深入开展大气、水、土壤等污染防治

以提高环境质量为核心,推进联防联控和流域共治,实行环境质量目标考核,实施最严格的环境保护制度,切实解决影响广大人民群众健康的突出环境问题。深入推进产业园区、新城、新区等开发建设规划环评,严格建设项目环评审批,强化源头预防。深化区域大气污染联防联控,建立常态化区域协作机制。完善重度及以

上污染天气的区域联合预警机制。全面实施城市空气质量达标管理,促进全国城市环境空气质量明显改善。推进饮用水水源地安全达标建设。强化地下水管理和保护,推进地下水超采区治理与污染综合防治。开展国家土壤环境质量监测网络建设,建立建设用地土壤环境质量调查评估制度,开展土壤污染治理与修复。以耕地为重点,实施农用地分类管理。全面加强农业面源污染防治,有效保护生态系统和遗传多样性。加强噪声污染防控。

第二节　实施工业污染源全面达标排放计划

全面实施工业污染源排污许可管理,推动企业开展自行监测和信息公开,建立排污台账,实现持证按证排污。加快淘汰高污染、高环境风险的工艺、设备与产品。开展工业集聚区污染专项治理。以钢铁、水泥、石化等行业为重点,推进行业达标排放改造。

第三节　建立健全环境与健康监测、调查和风险评估制度

逐步建立健全环境与健康管理制度。开展重点区域、流域、行业环境与健康调查,建立覆盖污染源监测、环境质量监测、人群暴露监测和健康效应监测的环境与健康综合监测网络及风险评估体系。实施环境与健康风险管理。划定环境健康高风险区域,开展环境污染对人群健康影响的评价,探索建立高风险区域重点项目健康风险评估制度。建立环境健康风险沟通机制。建立统一的环境信息公开平台,全面推进环境信息公开。推进县级及以上城市空气质量监测和信息发布。

第十五章　保障食品药品安全

第一节　加强食品安全监管

完善食品安全标准体系,实现食品安全标准与国际标准基本

接轨。加强食品安全风险监测评估,到 2030 年,食品安全风险监测与食源性疾病报告网络实现全覆盖。全面推行标准化、清洁化农业生产,深入开展农产品质量安全风险评估,推进农兽药残留、重金属污染综合治理,实施兽药抗菌药治理行动。加强对食品原产地指导监管,完善农产品市场准入制度。建立食用农产品全程追溯协作机制,完善统一权威的食品安全监管体制,建立职业化检查员队伍,加强检验检测能力建设,强化日常监督检查,扩大产品抽检覆盖面。加强互联网食品经营治理。加强进口食品准入管理,加大对境外源头食品安全体系检查力度,有序开展进口食品指定口岸建设。推动地方政府建设出口食品农产品质量安全示范区。推进食品安全信用体系建设,完善食品安全信息公开制度。健全从源头到消费全过程的监管格局,严守从农田到餐桌的每一道防线,让人民群众吃得安全、吃得放心。

第二节 强化药品安全监管

深化药品(医疗器械)审评审批制度改革,研究建立以临床疗效为导向的审批制度,提高药品(医疗器械)审批标准。加快创新药(医疗器械)和临床急需新药(医疗器械)的审评审批,推进仿制药质量和疗效一致性评价。完善国家药品标准体系,实施医疗器械标准提高计划,积极推进中药(材)标准国际化进程。全面加强药品监管,形成全品种、全过程的监管链条。加强医疗器械和化妆品监管。

第十六章 完善公共安全体系

第一节 强化安全生产和职业健康

加强安全生产,加快构建风险等级管控、隐患排查治理两条防线,切实降低重特大事故发生频次和危害后果。强化行业自律和监督管理职责,推动企业落实主体责任,推进职业病危害源头治理,强化矿山、危险化学品等重点行业领域安全生产监管。开展职业病危害基本情况普查,健全有针对性的健康干预措施。进一步完善职业安全卫生标准体系,建立完善重点职业病监测与职业病危害因素监测、报告和管理网络,遏制尘肺病和职业中毒高发势头。建立分级分类监管机制,对职业病危害高风险企业实施重点监管。开展重点行业领域职业病危害专项治理。强化职业病报告制度,开展用人单位职业健康促进工作,预防和控制工伤事故及职业病发生。加强全国个人辐射剂量管理和放射诊疗辐射防护。

第二节　促进道路交通安全

加强道路交通安全设施设计、规划和建设,组织实施公路安全生命防护工程,治理公路安全隐患。严格道路运输安全管理,提升企业安全自律意识,落实运输企业安全生产主体责任。强化安全运行监管能力和安全生产基础支撑。进一步加强道路交通安全治理,提高车辆安全技术标准,提高机动车驾驶人和交通参与者综合素质。到2030年,力争实现道路交通万车死亡率下降30%。

第三节　预防和减少伤害

建立伤害综合监测体系,开发重点伤害干预技术指南和标准。加强儿童和老年人伤害预防和干预,减少儿童交通伤害、溺水和老年人意外跌落,提高儿童玩具和用品安全标准。预防和减少自杀、意外中毒。建立消费品质量安全事故强制报告制度,建立产品伤害监测体系,强化重点领域质量安全监管,减少消费品安全伤害。

第四节　提高突发事件应急能力

加强全民安全意识教育。建立健全城乡公共消防设施建设和维护管理责任机制,到2030年,城乡公共消防设施基本实现全覆盖。

提高防灾减灾和应急能力。完善突发事件卫生应急体系,提高早期预防、及时发现、快速反应和有效处置能力。建立包括军队医疗卫生机构在内的海陆空立体化的紧急医学救援体系,提升突发事件紧急医学救援能力。到 2030 年,建立起覆盖全国、较为完善的紧急医学救援网络,突发事件卫生应急处置能力和紧急医学救援能力达到发达国家水平。进一步健全医疗急救体系,提高救治效率。到 2030 年,力争将道路交通事故死伤比基本降低到中等发达国家水平。

第五节　健全口岸公共卫生体系

建立全球传染病疫情信息智能监测预警、口岸精准检疫的口岸传染病预防控制体系和种类齐全的现代口岸核生化有害因子防控体系,建立基于源头防控、境内外联防联控的口岸突发公共卫生事件应对机制,健全口岸病媒生物及各类重大传染病监测控制机制,主动预防、控制和应对境外突发公共卫生事件。持续巩固和提升口岸核心能力,创建国际卫生机场(港口)。完善国际旅行与健康信息网络,提供及时有效的国际旅行健康指导,建成国际一流的国际旅行健康服务体系,保障出入境人员健康安全。

提高动植物疫情疫病防控能力,加强进境动植物检疫风险评估准入管理,强化外来动植物疫情疫病和有害生物查验截获、检测鉴定、除害处理、监测防控规范化建设,健全对购买和携带人员、单位的问责追究体系,防控国际动植物疫情疫病及有害生物跨境传播。健全国门生物安全查验机制,有效防范物种资源丧失和外来物种入侵。

第六篇　发展健康产业

第十七章　优化多元办医格局

进一步优化政策环境,优先支持社会力量举办非营利性医疗机构,推进和实现非营利性民营医院与公立医院同等待遇。鼓励医师利用业余时间、退休医师到基层医疗卫生机构执业或开设工作室。个体诊所设置不受规划布局限制。破除社会力量进入医疗领域的不合理限制和隐性壁垒。逐步扩大外资兴办医疗机构的范围。加大政府购买服务的力度,支持保险业投资、设立医疗机构,推动非公立医疗机构向高水平、规模化方向发展,鼓励发展专业性医院管理集团。加强政府监管、行业自律与社会监督,促进非公立医疗机构规范发展。

第十八章　发展健康服务新业态

积极促进健康与养老、旅游、互联网、健身休闲、食品融合,催生健康新产业、新业态、新模式。发展基于互联网的健康服务,鼓励发展健康体检、咨询等健康服务,促进个性化健康管理服务发展,培育一批有特色的健康管理服务产业,探索推进可穿戴设备、智能健康电子产品和健康医疗移动应用服务等发展。规范发展母婴照料服务。培育健康文化产业和体育医疗康复产业。制定健康医疗旅游行业标准、规范,打造具有国际竞争力的健康医疗旅游目的地。大力发展中医药健康旅游。打造一批知名品牌和良性循环的健康服务产业集群,扶持一大批中小微企业配套发展。

引导发展专业的医学检验中心、医疗影像中心、病理诊断中心和血液透析中心等。支持发展第三方医疗服务评价、健康管理服务评价,以及健康市场调查和咨询服务。鼓励社会力量提供食品药品检测服务。完善科技中介体系,大力发展专业化、市场化医药科技成果转化服务。

第十九章　积极发展健身休闲运动产业

进一步优化市场环境,培育多元主体,引导社会力量参与健身休闲设施建设运营。推动体育项目协会改革和体育场馆资源所有权、经营权分离改革,加快开放体育资源,创新健身休闲运动项目推广普及方式,进一步健全政府购买体育公共服务的体制机制,打造健身休闲综合服务体。鼓励发展多种形式的体育健身俱乐部,丰富业余体育赛事,积极培育冰雪、山地、水上、汽摩、航空、极限、马术等具有消费引领特征的时尚休闲运动项目,打造具有区域特色的健身休闲示范区、健身休闲产业带。

第二十章 促进医药产业发展

第一节 加强医药技术创新

完善政产学研用协同创新体系,推动医药创新和转型升级。加强专利药、中药新药、新型制剂、高端医疗器械等创新能力建设,推动治疗重大疾病的专利到期药物实现仿制上市。大力发展生物药、化学药新品种、优质中药、高性能医疗器械、新型辅料包材和制药设备,推动重大药物产业化,加快医疗器械转型升级,提高具有自主知识产权的医学诊疗设备、医用材料的国际竞争力。加快发展康复辅助器具产业,增强自主创新能力。健全质量标准体系,提升质量控制技术,实施绿色和智能改造升级,到2030年,药品、医疗器械质量标准全面与国际接轨。

第二节 提升产业发展水平

发展专业医药园区,支持组建产业联盟或联合体,构建创新驱动、绿色低碳、智能高效的先进制造体系,提高产业集中度,增强中高端产品供给能力。大力发展医疗健康服务贸易,推动医药企业走出去和国际产业合作,提高国际竞争力。到2030年,具有自主知识产权新药和诊疗装备国际市场份额大幅提高,高端医疗设备市场国产化率大幅提高,实现医药工业中高速发展和向中高端迈进,跨入世界制药强国行列。推进医药流通行业转型升级,减少流通环节,提高流通市场集中度,形成一批跨国大型药品流通企业。

第七篇　健全支撑与保障

第二十一章　深化体制机制改革

第一节　把健康融入所有政策

加强各部门各行业的沟通协作,形成促进健康的合力。全面建立健康影响评价评估制度,系统评估各项经济社会发展规划和政策、重大工程项目对健康的影响,健全监督机制。畅通公众参与渠道,加强社会监督。

第二节　全面深化医药卫生体制改革

加快建立更加成熟定型的基本医疗卫生制度,维护公共医疗卫生的公益性,有效控制医药费用不合理增长,不断解决群众看病就医问题。推进政事分开、管办分开,理顺公立医疗卫生机构与政府的关系,建立现代公立医院管理制度。清晰划分中央和地方以及地方各级政府医药卫生管理事权,实施属地化和全行业管理。推进军队医院参加城市公立医院改革、纳入国家分级诊疗体系工作。健全卫生计生全行业综合监管体系。

第三节　完善健康筹资机制

健全政府健康领域相关投入机制,调整优化财政支出结构,加大健康领域投入力度,科学合理界定中央政府和地方政府支出责任,履行政府保障基本健康服务需求的责任。中央财政在安排相关转移支付时对经济欠发达地区予以倾斜,提高资金使用效益。建立结果导向的健康投入机制,开展健康投入绩效监测和评价。

充分调动社会组织、企业等的积极性，形成多元筹资格局。鼓励金融等机构创新产品和服务，完善扶持措施。大力发展慈善事业，鼓励社会和个人捐赠与互助。

第四节　加快转变政府职能

进一步推进健康相关领域简政放权、放管结合、优化服务。继续深化药品、医疗机构等审批改革，规范医疗机构设置审批行为。推进健康相关部门依法行政，推进政务公开和信息公开。加强卫生计生、体育、食品药品等健康领域监管创新，加快构建事中和事后监管体系，全面推开"双随机、一公开"机制建设。推进综合监管，加强行业自律和诚信建设，鼓励行业协会商会发展，充分发挥社会力量在监管中的作用，促进公平竞争，推动健康相关行业科学发展，简化健康领域公共服务流程，优化政府服务，提高服务效率。

第二十二章　加强健康人力资源建设

第一节　加强健康人才培养培训

加强医教协同，建立完善医学人才培养供需平衡机制。改革医学教育制度，加快建成适应行业特点的院校教育、毕业后教育、继续教育三阶段有机衔接的医学人才培养培训体系。完善医学教育质量保障机制，建立与国际医学教育实质等效的医学专业认证制度。以全科医生为重点，加强基层人才队伍建设。完善住院医师与专科医师培养培训制度，建立公共卫生与临床医学复合型高层次人才培养机制。强化面向全员的继续医学教育制度。加大基层和偏远地区扶持力度。加强全科、儿科、产科、精神科、病理、护理、助产、康复、心理健康等急需紧缺专业人才培养培训。加强药师和中医药健康服务、卫生应急、卫生信息化复合人才队伍建设。加强高层次人才队伍建设，引进和培养一批具有国际领先水平的学科带头人。推进卫生管理人员专业化、职业化。调整优化适应健康服务产业发展的医学教育专业结构,加大养老护理员、康复治疗师、心理咨询师等健康人才培养培训力度。支持建立以国家健康医疗开放大学为基础、中国健康医疗教育慕课联盟为支撑的健康教育培训云平台,便捷医务人员终身教育。加强社会体育指导员队伍建设,到2030年,实现每千人拥有社会体育指导员2.3名。

第二节　创新人才使用评价激励机制

落实医疗卫生机构用人自主权,全面推行聘用制,形成能进能出的灵活用人机制。落实基层医务人员工资政策。创新医务人员使用、流动与服务提供模式,积极探索医师自由执业、医师个体与医疗机构签约服务或组建医生集团。建立符合医疗卫生行业特点的人事薪酬制度。对接国际通行模式,进一步优化和完善护理、助产、医疗辅助服务、医疗卫生技术等方面人员评价标准。创新人才评价机制,不将论文、外语、科研等作为基层卫生人才职称评审的硬性要求,健全符合全科医生岗位特点的人才评价机制。

第二十三章　推动健康科技创新

第一节　构建国家医学科技创新体系

大力加强国家临床医学研究中心和协同创新网络建设,进一步强化实验室、工程中心等科研基地能力建设,依托现有机构推进中医药临床研究基地和科研机构能力建设,完善医学研究科研基地布局。加强资源整合和数据交汇,统筹布局国家生物医学大数据、生物样本资源、实验动物资源等资源平台,建设心脑血管、肿瘤、老年病等临床医学数据示范中心。实施中国医学科学院医学与健康科技创新工程。加快生物医药和大健康产业基地建设,培育健康产业高新技术企业,打造一批医学研究和健康产业创新中心,促进医研企结合,推进医疗机构、科研院所、高等学校和企业等创新主体高效协同。加强医药成果转化推广平台建设,促进医学成果转化推广。建立更好的医学创新激励机制和以应用为导向的成果评价机制,进一步健全科研基地、生物安全、技术评估、医学研究标准与规范、医学伦理与科研诚信、知识产权等保障机制,加强科卫协同、军民融合、省部合作,有效提升基础前沿、关键共性、社会公益和战略高科技的研究水平。

第二节　推进医学科技进步

启动实施脑科学与类脑研究、健康保障等重大科技项目和重大工程,推进国家科技重大专项、国家重点研发计划重点专项等科技计划。发展组学技术、干细胞与再生医学、新型疫苗、生物治疗等医学前沿技术,加强慢病防控、精准医学、智慧医疗等关键技术突破,重点部署创新药物开发、医疗器械国产化、中医药现代化等任务,显著增强重大疾病防治和健康产业发展的科技支撑能力。力争到 2030 年,科技论文影响力和三方专利总量进入国际前列,进一步提高科技创新对医药工业增长贡献率和成果转化率。

第二十四章　建设健康信息化服务体系

第一节　完善人口健康信息服务体系建设

全面建成统一权威、互联互通的人口健康信息平台,规范和推动"互联网 + 健康医疗"服务,创新互联网健康医疗服务模式,持续推进覆盖全生命周期的预防、治疗、康复和自主健康管理一体化的国民健康信息服务。实施健康中国云服务计划,全面建立远程医疗应用体系,发展智慧健康医疗便民惠民服务。建立人口健康信息化标准体系和安全保护机制。做好公民入伍前与退伍后个人电子健康档案军地之间接续共享。到 2030 年,实现国家省市县四级人口健康信息平台互通共享、规范应用,人人拥有规范化的电子健康档案和功能完备的健康卡,远程医疗覆盖省市县乡四级医疗卫生机构,全面实现人口健康信息规范管理和使用,满足个性化服务和精准化医疗的需求。

第二节　推进健康医疗大数据应用

加强健康医疗大数据应用体系建设,推进基于区域人口健康信息平台的医疗健康大数据开放共享、深度挖掘和广泛应用。消除数据壁垒,建立跨部门跨领域密切配合、统一归口的健康医疗数据共享机制,实现公共卫生、计划生育、医疗服务、医疗保障、药品供应、综合管理等应用信息系统数据采集、集成共享和业务协同。建立和完善全国健康医疗数据资源目录体系,全面深化健康医疗大数据在行业治理、临床和科研、公共卫生、教育培训等领域的应用,培育健康医疗大数据应用新业态。加强健康医疗大数据相关法规和标准体系建设,强化国家、区域人口健康信息工程技术能力,制定分级分类分域的数据应用政策规范,推进网络可信体系建设,注重内容安全、数据安全和技术安全,加强健康医疗数据安全保障和患者隐私保护。加强互联网健康服务监管。

第二十五章　加强健康法治建设

推动颁布并实施基本医疗卫生法、中医药法,修订实施药品管理法,加强重点领域法律法规的立法和修订工作,完善部门规章和地方政府规章,健全健康领域标准规范和指南体系。强化政府在医疗卫生、食品、药品、环境、体育等健康领域的监管职责,建立政府监管、行业自律和社会监督相结合的监督管理体制。加强健康领域监督执法体系和能力建设。

第二十六章　加强国际交流合作

实施中国全球卫生战略,全方位积极推进人口健康领域的国际合作。以双边合作机制为基础,创新合作模式,加强人文交流,促进我国和"一带一路"沿线国家卫生合作。加强南南合作,落实中非公共卫生合作计划,继续向发展中国家派遣医疗队员,重点加强包括妇幼保健在内的医疗援助,重点支持疾病预防控制体系建设。加强中医药国际交流与合作。充分利用国家高层战略对话机制,将卫生纳入大国外交议程。积极参与全球卫生治理,在相关国际标准、规范、指南等的研究、谈判与制定中发挥影响,提升健康领域国际影响力和制度性话语权。

第八篇　强化组织实施

第二十七章　加强组织领导

完善健康中国建设推进协调机制,统筹协调推进健康中国建设全局性工作,审议重大项目、重大政策、重大工程、重大问题和重要工作安排,加强战略谋划,指导部门、地方开展工作。

各地区各部门要将健康中国建设纳入重要议事日程,健全领导体制和工作机制,将健康中国建设列入经济社会发展规划,将主要健康指标纳入各级党委和政府考核指标,完善考核机制和问责制度,做好相关任务的实施落实工作。注重发挥工会、共青团、妇联、残联等群团组织以及其他社会组织的作用,充分发挥民主党派、工商联和无党派人士作用,最大限度凝聚全社会共识和力量。

第二十八章　营造良好社会氛围

大力宣传党和国家关于维护促进人民健康的重大战略思想和

方针政策,宣传推进健康中国建设的重大意义、总体战略、目标任务和重大举措。加强正面宣传、舆论监督、科学引导和典型报道,增强社会对健康中国建设的普遍认知,形成全社会关心支持健康中国建设的良好社会氛围。

第二十九章　做好实施监测

制定实施五年规划等政策文件,对本规划纲要各项政策和措施进行细化完善,明确各个阶段所要实施的重大工程、重大项目和重大政策。建立常态化、经常化的督查考核机制,强化激励和问责。建立健全监测评价机制,制定规划纲要任务部门分工方案和监测评估方案,并对实施进度和效果进行年度监测和评估,适时对目标任务进行必要调整。充分尊重人民群众的首创精神,对各地在实施规划纲要中好的做法和有效经验,要及时总结,积极推广。

国务院关于实施健康中国行动的意见

国发〔2019〕13 号

各省、自治区、直辖市人民政府,国务院各部委、各直属机构:

人民健康是民族昌盛和国家富强的重要标志,预防是最经济最有效的健康策略。党中央、国务院发布《"健康中国 2030"规划纲要》,提出了健康中国建设的目标和任务。党的十九大作出实施健康中国战略的重大决策部署,强调坚持预防为主,倡导健康文明生活方式,预防控制重大疾病。为加快推动从以治病为中心转变为以人民健康为中心,动员全社会落实预防为主方针,实施健康中国行动,提高全民健康水平,现提出以下意见。

一、行动背景

新中国成立后特别是改革开放以来,我国卫生健康事业获得了长足发展,居民主要健康指标总体优于中高收入国家平均水平。随着工业化、城镇化、人口老龄化进程加快,我国居民生产生活方式和疾病谱不断发生变化。心脑血管疾病、癌症、慢性呼吸系统疾病、糖尿病等慢性非传染性疾病导致的死亡人数占总死亡人数的 88%,导致的疾病负担占疾病总负担的 70% 以上。居民健康知识知晓率偏低,吸烟、过量饮酒、缺乏锻炼、不合理膳食等不健康生活方式比较普遍,由此引起的疾病问题日益突出。肝炎、结核病、艾滋病等重大传染病防控形势仍然严峻,精神卫生、职业健康、地方病等方面问题不容忽视。

为坚持预防为主,把预防摆在更加突出的位置,积极有效应对当前突出健康问题,必须关口前移,采取有效干预措施,细化落实《"健康中国 2030"规划纲要》对普及健康生活、优化健康服务、建设健康环境等部署,聚焦当前和今后一段时期内影响人民健康的重大疾病和突出问题,实施疾病预防和健康促进的中长期行动,健全全社会落实预防为主的制度体系,持之以恒加以推进,努力使群众不生病、少生病,提高生活质量。

二、总体要求

(一)指导思想。 以习近平新时代中国特色社会主义思想为指导,全面贯彻党的十九大和十九届二中、三中全会精神,坚持以人民为中心的发展思想,坚持改革创新,贯彻新时代卫生与健康工作方针,强化政府、社会、个人责任,加快推动卫生健康工作理念、服务方式从以治病为中心转变为以人民健康为中心,建立健全健康教育体系,普及健康知识,引导群众建立正确健康观,加强早期干预,形成有利于健康的生活方式、生态环境和社会环境,延长健康寿命,为全方位全周期保障人民健康、建设健康中国奠定坚实基础。

(二)基本原则。

普及知识、提升素养。把提升健康素养作为增进全民健康的前提,根据不同人群特点有针对性地加强健康教育与促进,让健康知识、行为和技能成为全民普遍具备的素质和能力,实现健康素养人人有。

自主自律、健康生活。倡导每个人是自己健康第一责任人的理念,激发居民热爱健康、追求健康的热情,养成符合自身和家庭特点的健康生活方式,合理膳食、科学运动、戒烟限酒、心理平衡,实现健康生活少生病。

早期干预、完善服务。对主要健康问题及影响因素尽早采取有效干预措施,完善防治策略,推动健康服务供给侧结构性改革,提供系统连续的预防、治疗、康复、健康促进一体化服务,加强医疗保障政策与健康服务的衔接,实现早诊早治早康复。

全民参与、共建共享。强化跨部门协作,鼓励和引导单位、社区(村)、家庭和个人行动起来,形成政府积极主导、社会广泛动员、人人尽责尽力的良好局面,实现健康中国行动齐参与。

(三)总体目标。

到 2022 年,健康促进政策体系基本建立,全民健康素养水平稳步提高,健康生活方式加快推广,重大慢性病发病率上升趋势得到遏制,重点传染病、严重精神障碍、地方病、职业病得到有效防控,致残和死亡风险逐步降低,重点人群健康状况显著改善。

到 2030 年,全民健康素养水平大幅提升,健康生活方式基本普及,居民主要健康影响因素得到有效控制,因重大慢性病导致的过早死亡率明显降低,人均健康预期寿命得到较大提高,居民主要健康指标水平进入高收入国家行列,健康公平基本实现。

三、主要任务

(一)全方位干预健康影响因素。

1. 实施健康知识普及行动。维护健康需要掌握健康知识。面向家庭和个人普及预防疾病、早期发现、紧急救援、及时就医、合理用药等维护健康的知识与技能。建立并完善健康科普专家库和资源库,构建健康科普知识发布和传播机制。强化医疗卫生机构和医务人员开展健康促进与教育的激励约束。鼓励各级电台电视台和其他媒体开办优质健康科普节目。到 2022 年和 2030 年,全国居民健康素养水平分别不低于 22% 和 30%。

2. 实施合理膳食行动。合理膳食是健康的基础。针对一般人群、特定人群和家庭,聚焦食堂、餐厅等场所,加强营养和膳食指导。鼓励全社会参与减盐、减油、减糖,研究完善盐、油、糖包装标准。修订预包装食品营养标签通则,推进食品营养标准体系建设。

实施贫困地区重点人群营养干预。到 2022 年和 2030 年,成人肥胖增长率持续减缓,5 岁以下儿童生长迟缓率分别低于 7% 和 5%。

3. 实施全民健身行动。生命在于运动,运动需要科学。为不同人群提供针对性的运动健身方案或运动指导服务。努力打造百姓身边健身组织和"15 分钟健身圈"。推行公共体育设施免费或低收费开放。推动形成体医结合的疾病管理和健康服务模式。把高校学生体质健康状况纳入对高校的考核评价。到 2022 年和 2030 年,城乡居民达到《国民体质测定标准》合格以上的人数比例分别不少于 90.86% 和 92.17%,经常参加体育锻炼人数比例达到 37% 及以上和 40% 及以上。

4. 实施控烟行动。吸烟严重危害人民健康。推动个人和家庭充分了解吸烟和二手烟暴露的严重危害。鼓励领导干部、医务人员和教师发挥控烟引领作用,把各级党政机关建设成无烟机关。研究利用税收、价格调节等综合手段,提高控烟成效。完善卷烟包装烟草危害警示内容和形式。到 2022 年和 2030 年,全面无烟法规保护的人口比例分别达到 30% 及以上和 80% 及以上。

5. 实施心理健康促进行动。心理健康是健康的重要组成部分。通过心理健康教育、咨询、治疗、危机干预等方式,引导公众科学缓解压力,正确认识和应对常见精神障碍及心理行为问题。健全社会心理服务网络,加强心理健康人才培养。建立精神卫生综合管理机制,完善精神障碍社区康复服务。到 2022 年和 2030 年,居民心理健康素养水平提升到 20% 和 30%,心理相关疾病发生的上升趋势减缓。

6. 实施健康环境促进行动。良好的环境是健康的保障。向公众、家庭、单位(企业)普及环境与健康相关的防护和应对知识。推进大气、水、土壤污染防治。推进健康城市、健康村镇建设。建立环境与健康的调查、监测和风险评估制度。采取有效措施预防控制环境污染相关疾病、道路交通伤害、消费品质量安全事故等。

到 2022 年和 2030 年,居民饮用水水质达标情况明显改善,并持续改善。

（二）维护全生命周期健康。

7. 实施妇幼健康促进行动。孕产期和婴幼儿时期是生命的起点。针对婚前、孕前、孕期、儿童等阶段特点,积极引导家庭科学孕育和养育健康新生命,健全出生缺陷防治体系。加强儿童早期发展服务,完善婴幼儿照护服务和残疾儿童康复救助制度。促进生殖健康,推进农村妇女宫颈癌和乳腺癌检查。到 2022 年和 2030 年,婴儿死亡率分别控制在 7.5‰及以下和 5‰及以下,孕产妇死亡率分别下降到 18/10 万及以下和 12/10 万及以下。

8. 实施中小学健康促进行动。中小学生处于成长发育的关键阶段。动员家庭、学校和社会共同维护中小学生身心健康。引导学生从小养成健康生活习惯,锻炼健康体魄,预防近视、肥胖等疾病。中小学校按规定开齐开足体育与健康课程。把学生体质健康状况纳入对学校的绩效考核,结合学生年龄特点,以多种方式对学生健康知识进行考试考查,将体育纳入高中学业水平测试。到 2022 年和 2030 年,国家学生体质健康标准优良率分别达到 50%及以上和 60%及以上,全国儿童青少年总体近视率力争每年降低 0.5 个百分点以上,新发近视率明显下降。

9. 实施职业健康保护行动。劳动者依法享有职业健康保护的权利。针对不同职业人群,倡导健康工作方式,落实用人单位主体责任和政府监管责任,预防和控制职业病危害。完善职业病防治法规标准体系。鼓励用人单位开展职工健康管理。加强尘肺病等职业病救治保障。到 2022 年和 2030 年,接尘工龄不足 5 年的劳动者新发尘肺病报告例数占年度报告总例数的比例实现明显下降,并持续下降。

10. 实施老年健康促进行动。老年人健康快乐是社会文明进步的显著标志。面向老年人普及膳食营养、体育锻炼、定期体检、健康管理、心理健康以及合理用药等知识。健全老年健康服务体系，完善居家和社区养老政策，推进医养结合，探索长期护理保险制度，打造老年宜居环境，实现健康老龄化。到2022年和2030年，65至74岁老年人失能发生率有所下降，65岁及以上人群老年期痴呆患病率增速下降。

（三）防控重大疾病。

11. 实施心脑血管疾病防治行动。心脑血管疾病是我国居民第一位死亡原因。引导居民学习掌握心肺复苏等自救互救知识技能。对高危人群和患者开展生活方式指导。全面实施35岁以上人群首诊测血压制度，加强高血压、高血糖、血脂异常的规范化管理。提高院前急救、静脉溶栓、动脉取栓等应急处置能力。到2022年和2030年，心脑血管疾病死亡率分别下降到209.7/10万及以下和190.7/10万及以下。

12. 实施癌症防治行动。癌症严重影响人民健康。倡导积极预防癌症，推进早筛查、早诊断、早治疗，降低癌症发病率和死亡率，提高患者生存质量。有序扩大癌症筛查范围。推广应用常见癌症诊疗规范。提升中西部地区及基层癌症诊疗能力。加强癌症防治科技攻关。加快临床急需药物审评审批。到2022年和2030年，总体癌症5年生存率分别不低于43.3%和46.6%。

13. 实施慢性呼吸系统疾病防治行动。慢性呼吸系统疾病严重影响患者生活质量。引导重点人群早期发现疾病，控制危险因素，预防疾病发生发展。探索高危人群首诊测量肺功能、40岁及以上人群体检检测肺功能。加强慢阻肺患者健康管理，提高基层医疗卫生机构肺功能检查能力。到2022年和2030年，70岁及以下人群慢性呼吸系统疾病死亡率下降到9/10万及以下和8.1/10万及以下。

14. 实施糖尿病防治行动。我国是糖尿病患病率增长最快的国家之一。提示居民关注血糖水平，引导糖尿病前期人群科学降低发病风险,指导糖尿病患者加强健康管理,延迟或预防糖尿病的发生发展。加强对糖尿病患者和高危人群的健康管理,促进基层糖尿病及并发症筛查标准化和诊疗规范化。到 2022 年和 2030 年,糖尿病患者规范管理率分别达到 60% 及以上和 70% 及以上。

15. 实施传染病及地方病防控行动。传染病和地方病是重大公共卫生问题。引导居民提高自我防范意识,讲究个人卫生,预防疾病。充分认识疫苗对预防疾病的重要作用。倡导高危人群在流感流行季节前接种流感疫苗。加强艾滋病、病毒性肝炎、结核病等重大传染病防控,努力控制和降低传染病流行水平。强化寄生虫病、饮水型燃煤型氟砷中毒、大骨节病、氟骨症等地方病防治,控制和消除重点地方病。到 2022 年和 2030 年,以乡(镇、街道)为单位,适龄儿童免疫规划疫苗接种率保持在 90% 以上。

四、组织实施

(一)加强组织领导。国家层面成立健康中国行动推进委员会,制定印发《健康中国行动(2019—2030 年)》,细化上述 15 项行动的目标、指标、任务和职责分工,统筹指导各地区各相关部门加强协作,研究疾病的综合防治策略,做好监测考核。要根据医学进步和相关技术发展等情况,适时组织修订完善《健康中国行动》内容。各地区要结合实际健全领导推进工作机制,研究制定实施方案,逐项抓好任务落实。各相关部门要按照职责分工,将预防为主、防病在先融入各项政策举措中,研究具体政策措施,推动落实重点任务。

(二)动员各方广泛参与。凝聚全社会力量,形成健康促进的强大合力。鼓励个人和家庭积极参与健康中国行动,落实个人健康责任,养成健康生活方式。各单位特别是各学校、各社区(村)要充分挖掘和利用自身资源,积极开展健康细胞工程建设,创造健康支持性环境。鼓励企业研发生产符合健康需求的产品,增加健康产品供给,国有企业特别是中央企业要做出表率。鼓励社会捐资,依托社会力量依法成立健康中国行动基金会,形成资金来源多元化的保障机制。鼓励金融机构创新健康类产品和服务。卫生健康相关行业学会、协会和群团组织以及其他社会组织要充分发挥作用,指导、组织健康促进和健康科普工作。

(三)健全支撑体系。加强公共卫生体系建设和人才培养,提高疾病防治和应急处置能力。加强财政支持,强化资金统筹,优化资源配置,提高基本公共卫生服务项目、重大公共卫生服务项目资金使用的针对性和有效性。加强科技支撑,开展一批影响健康因素和疑难重症诊疗攻关重大课题研究,国家科技重大专项、重点研发计划要给予支持。完善相关法律法规体系,开展健康政策审查,保障各项任务落实和目标实现。加强信息支撑,推动部门和区域间共享健康相关信息。

(四)注重宣传引导。采取多种形式,强化舆论宣传,及时发布政策解读,回应社会关切。设立健康中国行动专题网站,大力宣传实施健康中国行动、促进全民健康的重大意义、目标任务和重大举措。编制群众喜闻乐见的解读材料和文艺作品,以有效方式引导群众了解和掌握必备健康知识,践行健康生活方式。加强科学引导和典型报道,增强社会的普遍认知,营造良好的社会氛围。

国务院

2019 年 6 月 24 日

(此件公开发布)

国务院办公厅关于印发健康中国行动
组织实施和考核方案的通知

国办发〔2019〕32号

各省、自治区、直辖市人民政府，国务院各部委、各直属机构：

《健康中国行动组织实施和考核方案》已经国务院同意，现印发给你们，请结合实际，认真组织实施。

国务院办公厅

2019年6月24日

（此件公开发布）

健康中国行动组织实施和考核方案

为贯彻落实《"健康中国 2030"规划纲要》和《国务院关于实施健康中国行动的意见》,完善健康中国建设推进协调机制,保障健康中国行动有效实施,制定本方案。

一、建立健全组织架构

（一）成立健康中国行动推进委员会。 依托全国爱国卫生运动委员会,国家层面成立健康中国行动推进委员会(以下简称推进委员会),制定印发《健康中国行动(2019—2030 年)》(以下简称《健康中国行动》),统筹推进组织实施、监测和考核相关工作。

推进委员会主任由国务院分管领导同志担任,副主任由国家卫生健康委主要负责同志、国务院分管副秘书长以及教育、体育等相关部门负责同志担任,秘书长由国务院分管副秘书长、国家卫生健康委负责同志担任,委员由相关部门负责同志、专家、全国人大代表、全国政协委员和社会知名人士等担任。推进委员会办公室设在国家卫生健康委。

推进委员会设立专家咨询委员会,由推进委员会聘请相关领域专家组成,负责为健康中国行动推进实施提供技术支持。

推进委员会下设各专项行动工作组,负责专项行动的具体实施和监测工作。

各省(自治区、直辖市)可参照国家层面的组织架构,组建或明确推进《健康中国行动》实施的议事机构,根据《健康中国行动》要求和本地实际情况研究制定具体行动方案并组织实施。

（二）工作机制。 推进委员会根据工作需要定期或不定期召开会议,包括全体会议、主任办公会议和办公室会议。

推进委员会负责研究确定年度工作重点,并协调推进各地区各部门工作落实,及时处理需要跨部门协调解决的问题;建立指标体系,并组织监测和考核;深入开展调查研究,对健康教育和重大疾病预防、治疗、康复、健康促进等提出指导性意见;根据疾病谱变化及医学进步等情况,研究适时调整指标、行动内容;推动成立基金会,形成健康中国建设资金来源多元化的保障机制;运用健康频道、网站、微信、微博、移动客户端以及短视频等新媒体方式,加强健康科普和信息传播。

各有关部门要积极研究实施健康中国战略的重大问题,及时制定并落实《健康中国行动》的具体政策措施;提出年度任务建议并按照部署抓好工作落实;做好《健康中国行动》的宣传解读;认真落实全体会议、主任办公会议确定的工作任务和议定事项;互通信息,互相支持,密切配合,形成合力,共同推进健康中国建设各项工作。

二、加强监测评估

(一)监测主体。 监测评估工作由推进委员会统筹领导,各专项行动工作组负责具体组织实施,专家咨询委员会提供技术支撑。各省(区、市)按要求制定本地区监测评估办法。

(二)监测内容。 以现有统计数据为基础,完善统计监测体系,依托互联网和大数据,对主要指标、重点任务的实施进度进行年度监测。监测主要内容包括:各专项行动主要指标(包括结果性指标、个人和社会倡导性指标、政府工作性指标)的年度进展情况,专项行动目标实现情况,个人、社会和政府各项任务的落实情况。

(三)结果运用。 各专项行动工作组根据监测情况每年形成各专项行动实施进展专题报告。推进委员会办公室组织形成总体监测评估报告,经推进委员会同意后上报国务院并通报各省(区、市)

党委、政府和各有关部门,适时发布监测评估报告。

三、做好考核工作

(一)考核主体。考核工作由推进委员会统筹领导,推进委员会办公室负责具体组织实施,专家咨询委员会提供技术支撑。各省(区、市)党委和政府结合本地区实际,制定针对下一级党委和政府的考核办法,并细化落实到具体地方和单位。

(二)考核内容。围绕健康中国建设主要目标任务要求,同时兼顾数据的可获得性,建立相对稳定的考核指标框架(见附表)。各省(区、市)在对下一级进行考核时,可根据本地实际情况对考核指标进行调整完善。

2019年和2020年进行试考核,通过两年的探索实践,逐步固定考核指标。要坚持科学考核,注意方式方法,力戒形式主义和官僚主义,不增加基层负担。

(三)结果运用。将主要健康指标纳入各级党委、政府绩效考核指标,综合考核结果经推进委员会审定后通报,作为各省(区、市)、各相关部门党政领导班子和领导干部综合考核评价、干部奖惩使用的重要参考。

附件:健康中国行动考核指标框架

附件

健康中国行动考核指标框架

考核依据	序号	指标	基期水平	2022 年全国目标值
《"健康中国2030"规划纲要》	1	人均预期寿命（岁）	76.7	77.7
	2	婴儿死亡率（‰）	6.8	≤7.5
	3	5 岁以下儿童死亡率（‰）	9.1	≤9.5
	4	孕产妇死亡率（1/10 万）	19.6	≤18
	5	城乡居民达到《国民体质测定标准》合格以上的人数比例（%）	2014 年为 89.6	≥90.86
	6	居民健康素养水平（%）	14.18	≥22
	7	经常参加体育锻炼人数比例（%）	2014 年为 33.9	≥37
	8	重大慢性病过早死亡率（%）	2015 年为 18.5	≤15.9
	9	每千常住人口执业（助理）医师数（人）	2.44	2.6
	10	个人卫生支出占卫生总费用的比重（%）	28.8	27.5
《健康中国行动》和相关规划文件	11	建立并完善健康科普专家库和资源库,构建健康科普知识发布和传播机制	—	实现
	12	建立医疗机构和医务人员开展健康教育和健康促进的绩效考核机制	—	实现
	13	产前筛查率（%）	61.1	≥70
	14	新生儿遗传代谢性疾病筛查率（%）	97.5	≥98
	15	农村适龄妇女宫颈癌和乳腺癌筛查覆盖率（%）	52.6	≥80
	16	国家学生体质健康标准优良率（%）	31.8	≥50
	17	符合要求的中小学体育与健康课程开课率（%）	—	100

续表

考核依据	序号	指标	基期水平	2022年全国目标值
《健康中国行动》和相关规划文件	18	中小学生每天校内体育活动时间(小时)	—	≥1
	19	寄宿制中小学校或600名学生以上的非寄宿制中小学校配备专职卫生专业技术人员、600名学生以下的非寄宿制中小学校配备专兼职保健教师或卫生专业技术人员的比例(%)	—	≥70
	20	配备专兼职心理健康工作人员的中小学校比例(%)	—	80
	21	接尘工龄不足5年的劳动者新发尘肺病报告例数占年度报告总例数比例(%)	—	下降
	22	二级以上综合性医院设老年医学科比例(%)	—	≥50
	23	高血压患者规范管理率(%)	2015年为50	≥60
	24	糖尿病患者规范管理率(%)	2015年为50	≥60
	25	乡镇卫生院、社区卫生服务中心提供中医非药物疗法的比例(%),村卫生室提供中医非药物疗法的比例(%)	—	100 70
	26	以乡(镇、街道)为单位适龄儿童免疫规划疫苗接种率(%)	90	>90

注:未写明年份的基线水平值,均为2017年数值。

健康中国行动推进委员会关于印发 健康中国行动（2019—2030 年）的通知

国健推委发〔2019〕1 号

健康中国行动推进委员会各成员单位，有关部委，各省、自治区、直辖市及新疆生产建设兵团健康中国行动议事机构：

根据党中央、国务院部署，现将《健康中国行动（2019—2030 年）》印发给你们，请认真贯彻执行。

健康中国行动推进委员会

2019 年 7 月 9 日

（信息公开形式：主动公开）

健康中国行动

（2019—2030 年）

健康中国行动推进委员会

2019 年 7 月 9 日

健康中国行动(2019—2030 年)

  每个人是自己健康的第一责任人。世界卫生组织研究发现,个人行为与生活方式因素对健康的影响占到 60%。本行动旨在帮助每个人学习、了解、掌握有关预防疾病、早期发现、紧急救援、及时就医、合理用药等维护健康的知识与技能,增强自我主动健康意识,不断提高健康管理能力。

  合理膳食是健康的基础。研究结果显示,饮食风险因素导致的疾病负担占到 15.9%,已成为影响人群健康的主要危险因素。本行动旨在对一般人群、超重和肥胖人群、贫血与消瘦等营养不良人群、孕妇和婴幼儿等特定人群,分别给出膳食指导建议,并提出政府和社会应采取的主要举措。

生命在于运动,运动需要科学。我国城乡居民经常参加体育锻炼的比例为33.9%,缺乏身体活动成为慢性病发生的主要原因之一。本行动主要对健康成年人、老年人、单纯性肥胖患者以及以体力劳动为主的人群,分别给出身体活动指导建议,并提出政府和社会应采取的主要举措。

烟草严重危害人民健康。根据世界卫生组织报告,每3个吸烟者中就有1个死于吸烟相关疾病,吸烟者的平均寿命比非吸烟者缩短10年。本行动针对烟草危害,提出了个人和家庭、社会、政府应采取的主要举措。

心理健康是健康的重要组成部分。近年来,我国以抑郁障碍为主的心境障碍和焦虑障碍患病率呈上升趋势,抑郁症患病率为2.1%,焦虑障碍患病率达4.98%。本行动给出正确认识、识别、应对常见精神障碍和心理行为问题,特别是抑郁症、焦虑症的建议,并提出社会和政府应采取的主要举措。

良好的环境是健康的保障。世界卫生组织研究发现,环境因素对健康的影响占到17%。爱国卫生运动是促进健康环境的有效手段。本行动主要针对影响健康的空气、水、土壤等自然环境问题,室内污染等家居环境风险,道路交通伤害等社会环境危险因素,分别给出健康防护和应对建议,并提出政府和社会应采取的主要举措。

妇幼健康是全民健康的基础。我国出生缺陷多发,妇女"两癌"高发,严重影响妇幼的生存和生活质量,影响人口素质和家庭幸福。本行动主要针对婚前和孕前、孕期、新生儿和儿童早期各阶段分别给出妇幼健康促进建议,并提出政府和社会应采取的主要举措。

中小学生正处于成长发育的关键阶段。我国各年龄阶段学生肥胖检出率持续上升,小学生、初中生、高中生视力不良检出率分别为 36.0%、71.6%、81.0%。本行动给出健康行为与生活方式、疾病预防、心理健康、生长发育与青春期保健等知识与技能,并提出个人、家庭、学校、政府应采取的举措。

因的第一位、农村死因的第二位。本行动主要针对癌症预防、早期筛查及早诊早治、规范化治疗、康复和膳食指导等方面,给出有关建议,并提出社会和政府应采取的主要举措。

慢性呼吸系统疾病以哮喘、慢性阻塞性肺疾病等为代表,患病率高,严重影响健康水平。我国 40 岁及以上人群慢性阻塞性肺疾病患病率为 13.6%,总患病人数近 1 亿。本行动主要针对慢阻肺、哮喘的主要预防措施和膳食、运动等方面,给出指导建议,并提出社会和政府应采取的主要举措。

我国是全球糖尿病患病率增长最快的国家之一,目前糖尿病患者超过 9 700 万,糖尿病前期人群约 1.5 亿。本行动主要针对糖尿病前期人群和糖尿病患者,给出识别标准、膳食和运动等生活方式指导建议以及防治措施,并提出社会和政府应采取的主要举措。

传染病、地方病严重威胁人民健康。我国现有约 2 800 万慢性乙肝患者,每年约 90 万例新发结核病患者,且地方病、部分寄生虫病防治形势依然严峻。本行动针对艾滋病、病毒性肝炎、结核病、流感、寄生虫病、地方病,分别提出了个人、社会和政府应采取的主要举措。

引　言

　　人民健康是民族昌盛和国家富强的重要标志。党的十八大以来，我国卫生健康事业取得新的显著成绩，医疗卫生服务水平大幅提高，居民主要健康指标总体优于中高收入国家平均水平。随着工业化、城镇化、人口老龄化发展及生态环境、生活行为方式变化，慢性非传染性疾病（以下简称慢性病）已成为居民的主要死亡原因和疾病负担。心脑血管疾病、癌症、慢性呼吸系统疾病、糖尿病等慢性病导致的负担占总疾病负担的 70% 以上，成为制约健康预期寿命提高的重要因素。同时，肝炎、结核病、艾滋病等重大传染病防控形势仍然严峻，精神卫生、职业健康、地方病等问题不容忽视，重大安全生产事故和交通事故时有发生。党的十九大作出了实施健康中国战略的重大决策部署，充分体现了对维护人民健康的坚定决心。为积极应对当前突出健康问题，必须关口前移，采取有效干预措施，努力使群众不生病、少生病，提高生活质量，延长健康寿命。这是以较低成本取得较高健康绩效的有效策略，是解决当前健康问题的现实途径，是落实健康中国战略的重要举措。为此，特制定《健康中国行动（2019—2030 年）》（以下简称《健康中国行动》）。

一、总体要求

　　（一）指导思想。以习近平新时代中国特色社会主义思想为指导，全面贯彻党的十九大和十九届二中、三中全会精神，认真落实党中央、国务院决策部署，坚持以人民为中心的发展思想，牢固树立"大卫生、大健康"理念，坚持预防为主、防治结合的原则，以基层为重点,以改革创新为动力,中西医并重,把健康融入所有政策,针对重大疾病和一些突出问题,聚焦重点人群,实施一批重大行动,政府、社会、个人协同推进,建立健全健康教育体系,引导群众建立正确健康观,形成有利于健康的生活方式、生态环境和社会环境,促进以治病为中心向以健康为中心转变,提高人民健康水平。

(二)基本路径。

——普及健康知识。把提升健康素养作为增进全民健康的前提,根据不同人群特点有针对性地加强健康教育与促进,让健康知识、行为和技能成为全民普遍具备的素质和能力,实现健康素养人人有。

——参与健康行动。倡导每个人是自己健康第一责任人的理念,激发居民热爱健康、追求健康的热情,养成符合自身和家庭特点的健康生活方式,合理膳食、科学运动、戒烟限酒、心理平衡,实现健康生活少生病。

——提供健康服务。推动健康服务供给侧结构性改革,完善防治策略、制度安排和保障政策,加强医疗保障政策与公共卫生政策衔接,提供系统连续的预防、治疗、康复、健康促进一体化服务,提升健康服务的公平性、可及性、有效性,实现早诊早治早康复。

——延长健康寿命。强化跨部门协作,鼓励和引导单位、社区、家庭、居民个人行动起来,对主要健康问题及影响因素采取有效干预,形成政府积极主导、社会广泛参与、个人自主自律的良好局面,持续提高健康预期寿命。

(三)总体目标。

到2022年,覆盖经济社会各相关领域的健康促进政策体系基本建立,全民健康素养水平稳步提高,健康生活方式加快推广,心脑血管疾病、癌症、慢性呼吸系统疾病、糖尿病等重大慢性病发病率上升趋势得到遏制,重点传染病、严重精神障碍、地方病、职业病得到有效防控,致残和死亡风险逐步降低,重点人群健康状况显著改善。

到 2030 年,全民健康素养水平大幅提升,健康生活方式基本普及,居民主要健康影响因素得到有效控制,因重大慢性病导致的过早死亡率明显降低,人均健康预期寿命得到较大提高,居民主要健康指标水平进入高收入国家行列,健康公平基本实现,实现《"健康中国 2030"规划纲要》有关目标。

二、主要指标

健康中国行动主要指标

领域	序号	指标	基期水平	2022 年目标值	2030 年目标值	指标性质
（一）健康知识普及行动		结果性指标				
	1	居民健康素养水平(%)	14.18	≥22	≥30	预期性
		说明:健康素养是指个人获取和理解基本健康信息和服务,并运用这些信息和服务作出正确决策,以维护和促进自身健康的能力。健康素养水平是指具备健康素养的人在监测总人群中所占的比例。 计算方法:具备基本健康素养的人数 / 监测人群总人数 ×100%。				
		个人和社会倡导性指标				
	2	个人定期记录身心健康状况				倡导性
	3	个人了解掌握基本中医药健康知识				倡导性
	4	居民掌握基本的急救知识和技能				倡导性
		说明:基本的急救知识和技能包括心肺复苏术、急救包扎和固定搬运、海姆立克急救法(对气管被异物堵塞的患者,通过向其上腹部施压,促进异物排出)等。				
	5	医务人员掌握与岗位相适应的健康科普知识,并在诊疗过程主动提供健康指导。				倡导性

续表

领域	序号	指标	基期水平	2022年目标值	2030年目标值	指标性质
（一）健康知识普及行动		政府工作指标				
	6	建立并完善健康科普专家库和资源库,构建健康科普知识发布和传播机制	—	实现		约束性
		说明:建立并完善国家和省级健康科普专家库,组织专家开展健康科普活动;建立并完善国家级健康科普资源库,出版、遴选、推介一批健康科普读物和科普材料;构建健康科普知识发布和传播的机制。				
	7	建立医疗机构和医务人员开展健康教育和健康促进的绩效考核机制	—	实现		约束性
	8	中医医院设置治未病科室比例(%)	—	90	100	预期性
（二）合理膳食行动		结果性指标				
	9	成人肥胖增长率(%)	2002—2012年平均每年增长约5.3%	持续减缓		预期性
		说明:体重指数(BMI)为体重(kg)/身高的平方(m²),按照中国成人体重判定标准,体重指数≥28kg/m² 即为肥胖。成人肥胖增长率是指18岁及以上居民肥胖率的年均增长速度。2012年与2002年相比,我国成人肥胖率上升了67.6%。				
	10	居民营养健康知识知晓率(%)	—	比2019年提高10%	比2022年提高10%	预期性
		计算方法:具备基本营养健康知识的人数/监测人群总人数×100%。				
	11	孕妇贫血率(%)	2013年为17.2	<14	<10	预期性
		说明:孕妇血红蛋白<110g/L诊断为贫血,此指标是衡量营养状况的重要指标。 计算方法:监测孕妇贫血人数/监测孕妇总人数×100%。				

续表

领域	序号	指标	基期水平	2022年目标值	2030年目标值	指标性质
（二）合理膳食行动	12	5岁以下儿童生长迟缓率（%）	2013年为8.1	<7	<5	预期性
		说明：儿童生长迟缓是指儿童年龄别身高低于标准身高中位数两个标准差。 计算方法：某地区当年5岁以下儿童年龄别身高<（中位数−2个标准差）人数/某地区当年5岁以下儿童身高（长）体重检查人数×100%。				
		个人和社会倡导性指标				
	13	人均每日食盐摄入量（g）	2012年为10.5	≤5		倡导性
		说明：2013年，世界卫生组织建议人均每日食盐摄入量不高于5g。				
	14	成人人均每日食用油摄入量（g）	2012年为42.1	25~30		倡导性
		说明：监测人群的每日食用油总消耗量与监测人群总人数之比。《中国居民膳食指南》建议成人每日食用油摄入量不高于25~30g。				
	15	人均每日添加糖摄入量（g）	30	≤25		倡导性
		说明：添加糖指人工加入到食品中的、具有甜味特征的糖类，以及单独食用的糖，常见有蔗糖、果糖、葡萄糖等。 计算方法：监测人群的每日添加糖总消耗量/监测人群总人数。				
	16	蔬菜和水果每日摄入量（g）	2012年为296	≥500		倡导性
		说明：《中国居民膳食指南》建议餐餐有蔬菜，保证每天摄入300~500g蔬菜，深色蔬菜应占1/2；天天吃水果，保证每天摄入200~350g新鲜水果，果汁不能代替鲜果。				
	17	每日摄入食物种类（种）	—	≥12		倡导性
		说明：《中国居民膳食指南》建议平均每天摄入12种及以上食物，每周25种以上。				

续表

领域	序号	指标	基期水平	2022年目标值	2030年目标值	指标性质
（二）合理膳食行动	18	成年人维持健康体重	2012年BMI在正常范围内的比例为52%	18.5≤BMI<24		倡导性
		说明：体重指数（BMI），2012年成人健康体重指数在正常范围内的比例为52%。				
		政府工作指标				
	19	每万人营养指导员（名）	—		1	预期性
		说明：营养指导员是指可以为居民提供合理膳食、均衡营养指导的人员。合理膳食、均衡营养可以有效减少相关慢性病的发生，还可有效促进患者康复。				
（三）全民健身行动		结果性指标				
	20	城乡居民达到《国民体质测定标准》合格以上的人数比例（%）	2014年为89.6	≥90.86	≥92.17	预期性
		说明：《国民体质测定标准》由国家体育总局等11个部门在2003年发布。				
	21	经常参加体育锻炼人数比例（%）	2014年为33.9	≥37	≥40	预期性
		说明：经常参加体育锻炼是指每周参加体育锻炼频度3次及以上，每次体育锻炼持续时间30分钟及以上，每次体育锻炼的运动强度达到中等及以上。中等运动强度是指在运动时心率达到最大心率的64%~76%的运动强度（最大心率等于220减去年龄）。				
		个人和社会倡导性指标				
	22	机关、企事业单位积极开展工间操				倡导性
	23	鼓励个人至少有1项运动爱好或掌握一项传统运动项目，参加至少1个健身组织，每天进行中等强度运动至少半小时				倡导性

续表

领域	序号	指标	基期水平	2022年目标值	2030年目标值	指标性质
（三）全民健身行动	24	鼓励医疗机构提供运动促进健康的指导服务,鼓励引导社会体育指导员在健身场所等地方为群众提供科学健身指导服务,提高健身效果,预防运动损伤				倡导性
		说明:社会体育指导员是指不以收取报酬为目的,向公众提供传授健身技能、组织健身活动、宣传科学健身知识等全民健身志愿服务,并获得技术等级称号的人员。				
	25	鼓励公共体育场地设施更多更好地提供免费或低收费开放服务,符合条件的企事业单位体育场地设施全部向社会开放				倡导性
	政府工作指标					
	26	城市慢跑步行道绿道的人均长度(m/万人)	—	持续提升		预期性
	27	每千人拥有社会体育指导员(人)	1.6	1.9	2.3	预期性
	28	农村行政村体育设施覆盖率(%)	88	基本实现全覆盖	100	预期性
（四）控烟行动	结果性指标					
	29	15岁以上人群吸烟率(%)	2015年为27.7	<24.5	<20	预期性
	30	全面无烟法规保护的人口比例(%)	10左右	≥30	≥80	预期性
		说明:全面无烟法规保护的人口是指通过无烟立法而受到保护,避免在室内公共场所、室内工作场所和公共交通工具遭受烟草烟雾危害的人群数量。 计算方法:全面无烟法规覆盖人群总人数/全国人口人数×100%。				
	个人和社会倡导性指标					
	31	个人戒烟越早越好,什么时候都不晚。创建无烟家庭,保护家人免受二手烟危害				倡导性
	32	领导干部、医务人员和教师发挥在控烟方面的引领作用				倡导性

续表

领域	序号	指标	基期水平	2022年目标值	2030年目标值	指标性质
（四）控烟行动	33	鼓励企业、单位出台室内全面无烟政策，为员工营造无烟工作环境，为吸烟员工戒烟提供必要的帮助				倡导性
		政府工作指标				
	34	建设成无烟党政机关	—	基本实现	持续保持	约束性
		说明：中共中央办公厅、国务院办公厅《关于领导干部带头在公共场所禁烟有关事项的通知》要求把各级党政机关建成无烟机关，各级领导干部模范遵守公共场所禁烟规定，以实际行动作出表率。				
（五）心理健康促进行动		结果性指标				
	35	居民心理健康素养水平（%）	12	20	30	预期性
		说明：根据国家卫生健康委发布的《心理健康素养十条》，居民对心理健康核心知识的知晓情况、认可程度、行为改变等。				
	36	失眠现患率（%）	2016年为15	上升趋势减缓		预期性
		说明：失眠现患率指用反映睡眠情况的相关量表检测出的失眠人数占调查人数的比例。据预测，我国睡眠问题和睡眠障碍患病率将呈上升趋势。 计算方法：通过定期开展专项调查获得相关结果。				
	37	焦虑障碍患病率（%）	2014年为4.98	上升趋势减缓		预期性
		说明：焦虑障碍是以焦虑综合征为主要临床表现的一组精神障碍。焦虑综合征包括精神症状和躯体症状两个方面。精神症状指提心吊胆、恐惧和忧郁的内心体验，常伴有紧张不安；躯体症状指心悸气短、胸闷、口干、出汗、肌紧张性震颤、颤抖或颜面潮红、苍白等。焦虑障碍患病率美国为18.2%（2003年）、澳大利亚为14.4%（2007年）、巴西为19.9%（2007年）。专家预测，我国焦虑障碍患病率将呈上升趋势。				
	38	抑郁症患病率（%）	2014年为2.1	上升趋势减缓		预期性
		说明：抑郁症是一种常见疾病，指情绪低落、兴趣丧失、精力缺乏持续2周以上，有显著情感、认知和自主神经功能改变并在发作间歇期症状缓解。抑郁症患病率美国2003年为6.6%、法国2002年为5.9%、巴西2007年为9.4%、澳大利亚2007年为4.1%。专家预测，我国抑郁症患病率将呈上升趋势。				

续表

领域	序号	指标	基期水平	2022 年目标值	2030 年目标值	指标性质
（五）心理健康促进行动		个人和社会倡导性指标				
	39	成人每日平均睡眠时间（小时）	6.5	7~8		倡导性
		说明：长期的睡眠不足会加大患心脑血管疾病、抑郁症、糖尿病和肥胖的风险，损害认知功能、记忆力和免疫系统。				
	40	鼓励个人正确认识抑郁和焦虑症状，掌握基本的情绪管理、压力管理等自我心理调适方法				倡导性
	41	各类临床医务人员主动掌握心理健康知识和技能，应用于临床诊疗活动中				倡导性
		政府工作指标				
	42	精神科执业（助理）医师（名 /10 万人）	2.55	3.3	4.5	预期性
		说明：2015 年，中高收入国家精神科医师 6.6 名 /10 万。计算方法：我国精神科执业（助理）医师人数 / 人口总数 ×10 万。				
（六）健康环境促进行动		结果性指标				
	43	居民饮用水水质达标情况	—	明显改善	持续改善	预期性
		说明：指当地居民饮用水的水质达标情况，包括出厂水和末梢水水质达标状况。				
	44	居民环境与健康素养水平（%）	2018 年为 12.5	≥15	≥25	预期性
		说明：环境与健康素养是指个人获取并理解环境与健康基本知识，同时运用这些知识对常见的环境与健康问题做出正确判断，树立科学观念并具备采取行动保护环境、维护自身健康的能力。环境与健康素养水平是指具备环境与健康素养的人数占监测人群总数的百分比。计算方法：具备该素养的人数 / 监测人群总人数 ×100%。				
		个人和社会倡导性指标				
	45	积极实施垃圾分类并及时清理，将固体废弃物主动投放到相应的回收地点及设施中				倡导性

续表

领域	序号	指标	基期水平	2022年目标值	2030年目标值	指标性质
	46	防治室内空气污染,提倡简约绿色装饰,做好室内油烟排风,提高家居环境水平				倡导性
	47	学校、医院、车站、大型商场、电影院等人员密集的地方应定期开展火灾、地震等自然灾害及突发事件的应急演练				倡导性
	48	提高自身健康防护意识和能力,学会识别常见的危险标识、化学品安全标签及环境保护图形标志				倡导性
	结果性指标					
	49	婴儿死亡率(‰)	6.8	≤7.5	≤5	预期性
	50	5岁以下儿童死亡率(‰)	9.1	≤9.5	≤6	预期性
		孕产妇死亡率(1/10万)	19.6	≤18	≤12	预期性
	51	说明:从国内外经验和发展规律看,我国妇幼健康主要指标下降到较低水平后,下降速率趋缓并进入平台期。今后一段时期,我国孕产妇死亡率、婴儿死亡率和5岁以下儿童死亡率等主要指标将呈现基本平稳态势,省以下范围内可能会出现小幅波动。				
	个人和社会倡导性指标					
		主动学习掌握出生缺陷防治和儿童早期发展知识				倡导性
	52	说明:出生缺陷严重危害儿童生存和生活质量,对家庭带来很大影响。根据2016年调查,全球每33个婴儿就有1个有出生缺陷。学习出生缺陷防治知识可以有效降低出生缺陷的发生概率。同时,学习科学育儿和儿童早期发展知识,有助于提高养育照护能力,充分开发儿童潜能,促进儿童体格、心理、认知、情感和社会适应能力的全面发展。				
	53	主动接受婚前医学检查和孕前优生健康检查				倡导性
		倡导0~6个月婴儿纯母乳喂养,为6个月以上婴儿适时合理添加辅食				倡导性
	54	说明:世界卫生组织认为母乳喂养可以降低儿童的死亡率,对健康带来的益处可以延续到成人期,也有利于母亲防治相关疾病。母乳无法满足6个月以上婴儿的营养需求,需要适时合理添加辅食,达到营养均衡搭配。				

（七）妇幼健康促进行动

续表

领域	序号	指标	基期水平	2022年目标值	2030年目标值	指标性质
（七）妇幼健康促进行动		政府工作指标				
	55	产前筛查率（%）	61.1	≥70	≥80	预期性
	56	新生儿遗传代谢性疾病筛查率（%）	97.5	≥98		预期性
	57	新生儿听力筛查率（%）	—	≥90		预期性
	58	农村适龄妇女宫颈癌和乳腺癌筛查覆盖率（%）	52.6	≥80	≥90	预期性
		说明：覆盖率以县为单位统计。				
（八）中小学健康促进行动		结果性指标				
	59	国家学生体质健康标准达标优良率（%）	31.8	≥50	≥60	预期性
		说明：《国家学生体质健康标准》是测量学生体质健康状况和锻炼效果的评价标准，实施这一评价标准有利于促进学生积极参加体育锻炼，养成良好的锻炼习惯，提高体质健康水平。计算方法：学年体质综合评定总分80分及以上学生数/参加评定学生总人数×100%。				
	60	全国儿童青少年总体近视率（%）	—	力争每年降低0.5个百分点以上	新发近视率明显下降	约束性
		个人和社会倡导性指标				
	61	中小学生每天在校外接触自然光时间1小时以上				倡导性
	62	小学生、初中生、高中生每天睡眠时间分别不少于10、9、8个小时				倡导性
	63	中小学生非学习目的使用电子屏幕产品单次不宜超过15分钟，每天累计不宜超过1小时				倡导性
	64	学校鼓励引导学生达到《国家学生体质健康标准》良好及以上水平				倡导性

续表

领域	序号	指标	基期水平	2022年目标值	2030年目标值	指标性质
		政府工作指标				
（八）中小学健康促进行动	65	符合要求的中小学体育与健康课程开课率(%)	—	100		约束性
	66	中小学生每天校内体育活动时间(小时)	—	≥1		约束性
	67	学校眼保健操普及率(%)	接近100	100		约束性
	68	寄宿制中小学校或600名学生以上的非寄宿制中小学校配备专职卫生专业技术人员、600名学生以下的非寄宿制中小学校配备专兼职保健教师或卫生专业技术人员的比例(%)	—	≥70	≥90	约束性
	69	配备专兼职心理健康工作人员的中小学校比例(%)	—	80	90	约束性
		结果性指标				
（九）职业健康保护行动	70	工伤保险参保人数(亿人)	2018年为2.36	稳步提升	实现工伤保险法定人群参保全覆盖	预期性
		说明:工伤保险作为社会保险制度的一个组成部分,是国家通过立法强制实施的,是国家对职工履行的社会责任,也是职工应当享受的基本权利。				
	71	接尘工龄不足5年的劳动者新发尘肺病报告例数占年度报告总例数比例(%)	—	明显下降	持续下降	预期性
		说明:该指标提及的尘肺病是指经职业病诊断机构依据《中华人民共和国职业病防治法》和《职业性尘肺病的诊断》(GBZ 70—2015)诊断的职业性尘肺病。				

续表

领域	序号	指标	基期水平	2022 年目标值	2030 年目标值	指标性质
（九）职业健康保护行动		个人和社会倡导性指标				
	72	重点行业劳动者对本岗位主要危害及防护知识知晓率（%）	—	≥90	持续保持	倡导性
	73	鼓励各用人单位做好员工健康管理、评选"健康达人"，国家机关、学校、医疗卫生机构、国有企业等用人单位应支持员工率先树立健康形象，并给予奖励				倡导性
	74	对从事长时间、高强度重复用力、快速移动等作业方式以及视屏作业的人员，采取推广先进工艺技术、调整作息时间等措施，预防和控制过度疲劳和工作相关肌肉骨骼系统疾病的发生				倡导性
	75	采取综合措施降低或消除工作压力				倡导性
		政府工作指标				
	76	辖区职业健康检查和职业病诊断服务覆盖率（%）	—	≥80	≥90	预期性
		说明：《职业病防治规划（2016—2020 年）》规定，各级政府部门应健全职业病防治服务网络，显著提高职业病防治的服务水平。该指标指设区的市至少有 1 家医疗卫生机构承担本辖区内职业病诊断工作，县级行政区域原则上至少有 1 家医疗卫生机构承担本辖区职业健康检查工作，实现"地市能诊断，县区能体检"。				
（十）老年健康促进行动		结果性指标				
	77	65~74 岁老年人失能发生率（%）	2015 年为 18.3	有所下降		预期性
		说明：降低 65~74 岁老年人失能发生率，将失能的发生尽可能延迟至生命的终末期，维持老年人的功能发挥，是世界卫生组织提倡的健康老龄化目标之一。 计算方法：65~74 岁失能老年人数 /65~74 岁老年总人数 ×100%。				

续表

领域	序号	指标	基期水平	2022 年目标值	2030 年目标值	指标性质
（十）老年健康促进行动	78	65 岁及以上人群老年期痴呆患病率(%)	5.56	增速下降		预期性
		说明:据预测,随着老龄化发展,老年痴呆患者绝对数量将呈上升趋势,我国老年期痴呆患病率将略有上升。美国老年期痴呆患病率 2012 年为 11.6%,日本 2001 年为 8.8%,韩国 2008 年为 8.1%。计算方法:抽样调查 65 岁及以上人群中,过去一年符合老年期痴呆诊断标准的人数 / 调查人群总人数 ×100%。				
		个人和社会倡导性指标				
	79	老年健康核心信息知晓率(%)	—	不断提高		倡导性
		说明:引导老年人掌握正确的健康知识和理念,掌握自我保健和促进健康的基本技能,增强老年群体的健康生活意识,可以强化老年人自身的健康管理意识。				
	80	提倡老年人参加定期体检,经常监测呼吸、脉搏、血压、大小便情况,接受家庭医生团队的健康指导				倡导性
	81	鼓励和支持老年大学、老年活动中心、基层老年协会、有资质的社会组织等为老年人组织开展健康活动				倡导性
	82	鼓励和支持社会力量参与、兴办居家养老服务机构				倡导性
		政府工作指标				
	83	二级以上综合性医院设老年医学科比例(%)	—	≥50	≥90	预期性
		说明:设置老年医学科的二级以上综合性医院比例。计算方法:设置老年医学科的二级以上综合性医院数 / 二级以上综合性医院数 ×100%。				
	84	养老机构以不同形式为入住老年人提供医疗卫生服务比例(%)	93	100	持续改善	预期性
		说明:以不同形式为入住老年人提供医疗卫生服务的养老机构比例。计算方法:以不同形式为入住老年人提供医疗卫生服务的养老机构数 / 养老机构数 ×100%。				
	85	三级中医医院设置康复科比例(%)	—	75	90	约束性

续表

领域	序号	指标	基期水平	2022 年目标值	2030 年目标值	指标性质
（十一）~（十四）心脑血管疾病、癌症、慢性呼吸系统疾病、糖尿病防治行动		结果性指标				
	86	心脑血管疾病死亡率（1/10 万）	2015 年为 238.4	≤209.7	≤190.7	预期性
	87	总体癌症 5 年生存率（%）	2015 年为 40.5	≥43.3	≥46.6	预期性
	88	70 岁及以下人群慢性呼吸系统疾病死亡率（1/10 万）	2015 年为 10.2	≤9.0	≤8.1	预期性
	89	30~70 岁人群因心脑血管疾病、癌症、慢性呼吸系统疾病和糖尿病导致的过早死亡率（%）	2015 年为 18.5	≤15.9	≤13.0	预期性
		说明：指 30~70 岁人群因心脑血管疾病、癌症、慢性呼吸系统疾病和糖尿病死亡的概率。根据世界卫生组织及各国统计数据，美国为 14.3%，英国为 12%，俄罗斯为 29.9%，印度为 26.2%。				
		个人和社会倡导性指标				
	90	人群健康体检率（%）	—	持续提高		倡导性
	91	18 岁及以上成人定期自我监测血压，血压正常高值人群和其他高危人群经常测量血压				倡导性
		说明：血压正常高值在医学上是指收缩压介于 120~139mmHg 之间，和（或）舒张压介于 80~89mmHg 之间的情况。				
	92	40 岁以下血脂正常人群每 2~5 年检测 1 次血脂，40 岁及以上人群至少每年检测 1 次血脂，心脑血管疾病高危人群每 6 个月检测 1 次血脂				倡导性
	93	基本实现 40 岁及以上人群每年至少检测 1 次空腹血糖，糖尿病前期人群每 6 个月检测 1 次空腹或餐后 2 小时血糖				倡导性
		说明：糖尿病前期人群是指空腹血糖受损或糖耐量异常，但未达到糖尿病诊断标准的人群，血糖轻微升高，无明显症状，但存在糖尿病高患病风险的人群。				

续表

领域	序号	指标	基期水平	2022年目标值	2030年目标值	指标性质
（十二）～（十四）心脑血管疾病、癌症、慢性呼吸系统疾病、糖尿病防治行动	94	基本实现癌症高危人群定期参加防癌体检				倡导性
	95	40岁及以上人群或慢性呼吸系统疾病高危人群每年检查肺功能1次				倡导性
		政府工作指标				
	96	30岁及以上居民高血压知晓率（%）	2012年为47	≥55	≥65	预期性
		说明：该指标是指调查确定的30岁及以上高血压人群中，在测量血压之前即知道自己患有高血压者（经过有资质的医疗机构或医生诊断）所占比例。				
	97	高血压患者规范管理率（%）	2015年为50	≥60	≥70	预期性
		说明：按照国家基本公共卫生服务规范要求进行高血压患者健康管理的人数占年内已管理的高血压患者人数的比例。				
	98	高血压治疗率（%）	2012年为41.1	持续提高		预期性
		说明：调查的18岁及以上高血压人群中，近两周内服用降压药物者所占的比例。				
	99	高血压控制率（%）	2012年为13.8	持续提高		预期性
		说明：调查的18岁及以上高血压人群中，通过治疗将血压水平控制在140/90mmHg以下者所占的比例。				
	100	静脉溶栓技术开展情况	—	所有二级及以上医院卒中中心均开展		预期性
	101	35岁及以上居民年度血脂检测率（%）	2012年为19.4	≥27	≥35	预期性
		说明：该指标是指35岁及以上居民中每年对自身血液中所含脂类进行定量测定的人群比例。主要是测定血清中的总胆固醇、甘油三酯、低密度脂蛋白胆固醇和高密度脂蛋白胆固醇的水平等。				

续表

领域	序号	指标	基期水平	2022年目标值	2030年目标值	指标性质
（十二）～（十四）心脑血管疾病、癌症、慢性呼吸系统疾病、糖尿病防治行动	102	18岁及以上居民糖尿病知晓率（%）	2012年为36.1	≥50	≥60	预期性
		说明：该指标是指调查确定的18岁及以上糖尿病人群中，在测量血糖之前即知道自己患有糖尿病者（经过有资质的医疗机构或医生诊断）所占比例。				
	103	糖尿病患者规范管理率（%）	2015年为50	≥60	≥70	预期性
		说明：按照国家基本公共卫生服务规范要求进行糖尿病患者健康管理的人数占年内已管理的糖尿病患者人数的比例。				
	104	糖尿病治疗率（%）	2012年为33.4	持续提高		预期性
		说明：调查的18岁及以上糖尿病人群中，采取控制和治疗措施（包括生活方式改变和（或）药物）者所占的比例。 计算方法：采取控制和治疗措施（包括生活方式改变和（或）药物）者／调查确定的糖尿病人群患者数 ×100%。				
	105	糖尿病控制率（%）	2012年为30.6	持续提高		预期性
		说明：调查的18岁及以上糖尿病人群中，空腹血糖控制在7.0mmol/L及以下或糖化血红蛋白控制在7%及以下者所占的比例。				
	106	癌症防治核心知识知晓率（%）	66.4	≥70	≥80	预期性
	107	高发地区重点癌种早诊率（%）	2015年为48	≥55	持续提高	预期性
		说明：高发地区主要指癌症早诊早治项目覆盖的项目地区；重点癌种是指肺癌、肝癌、胃癌、食管癌、大肠癌、乳腺癌、宫颈癌；该指标是指发现的癌症患者中患早期癌的比例。 计算方法：高发地区所有重点癌症筛查发现的癌症患者中患早期癌的例数／筛查发现的患者总人数 ×100%。				
	108	乡镇卫生院、社区卫生服务中心提供中医非药物疗法的比例（%），村卫生室提供中医非药物疗法的比例（%）	—	100 70	100 80	约束性

续表

领域	序号	指标	基期水平	2022 年目标值	2030 年目标值	指标性质
（十一）、（十四）心脑血管疾病、癌症、慢性呼吸系统疾病、糖尿病防治行动	109	鼓励开展群众性应急救护培训,取得培训证书的居民比例(%)	—	≥1	≥3	预期性
		说明:依托红十字会等社会组织和急救中心等医疗机构开展心肺复苏、止血包扎等应急救护培训,合格者颁发相应资格证书。				
	110	40 岁及以上居民慢阻肺知晓率(%)	2012 年为 2.6	≥15	≥30	预期性
		说明:该指标是指调查确定的 40 岁及以上慢阻肺人群中,在测量肺功能之前即知道自己患有慢阻肺者(经过有资质的医疗机构或医生诊断)所占比例。				
（十五）传染病及地方病防控行动		**结果性指标**				
	111	艾滋病全人群感染率(%)	2018 年 <0.1	<0.15	<0.2	预期性
		说明:基于 2018 年的感染水平测算。近几年艾滋病新发感染人数基本平稳,随着抗病毒覆盖面的扩大和治疗效果的提升,感染者存活时间延长,病死率降低,一段时间内,感染者总数仍将持续增加,但总体处于低流行水平。计算方法:估计存活艾滋病感染者数 / 全国人口数 ×100%。				
	112	5 岁以下儿童乙型肝炎病毒表面抗原流行率(%)	—	<1	<0.5	预期性
		说明:指 5 岁以下儿童中乙型肝炎病毒表面抗原携带者的比例。计算方法:5 岁以下儿童中表面抗原阳性的儿童 /5 岁以下儿童总数 ×100%。				
	113	肺结核发病率(1/10 万)	—	<55	有效控制	预期性
		说明:有效控制是指我国肺结核疫情呈稳定下降趋势。计算方法:指一定地区、一定人群,在一定时间内(通常为 1 年)估算新发活动性肺结核患者人数 / 该地区总人数 ×10 万。				

续表

领域	序号	指标	基期水平	2022年目标值	2030年目标值	指标性质
（十五）传染病及地方病防控行动	114	达到基本控制要求的包虫病流行县比例（%）	—	≥70#	100	预期性
		说明：基本控制包虫病是指流行县人群患病率小于1%，犬及家畜感染率小于5%。				
	115	疟疾本地感染病例数（例）	40	消除#		预期性
		说明：是由疟原虫引起的，以按蚊为媒介传播的全球性急性寄生虫传染病。				
	116	血吸虫病防治	3.76万患者	有效控制和消除危害#	消除	预期性
		说明：由裂体吸虫属血吸虫引起的一种寄生虫病，主要流行于亚、非、拉美73个国家。血吸虫病是全球第二大寄生虫病，2017年感染人数2.3亿人。有效控制和消除血吸虫病危害，即现症晚期血吸虫病人全部得到有效救治，防治措施全面落实，防控体系得到稳固加强。消除血吸虫病，指达到传播阻断要求后，连续5年未发现当地感染的血吸虫病病人、病畜和感染性钉螺。				
	117	燃煤污染型氟砷中毒、大骨节病和克山病危害	—	保持基本消除#		预期性
		说明：保持基本消除燃煤污染型地方性氟砷中毒、大骨节病、克山病危害指全国95%以上的病区县达到控制或消除水平。				
	118	饮水型氟砷中毒、饮茶型地氟病和水源性高碘危害	—	有效控制#		预期性
		说明：有效控制饮水型地方性氟砷中毒危害是指90%以上氟（砷）超标村饮用水氟（砷）含量符合国家卫生标准，70%以上的病区县饮水型氟中毒达到控制水平，90%以上的病区县饮水型砷中毒达到消除水平。有效控制饮茶型地氟病危害是指在内蒙古、四川、西藏、甘肃、青海、宁夏、新疆等7个省（自治区）大力推广氟含量合格的砖茶，逐步降低人群砖茶氟摄入水平。有效控制水源性高碘危害是指水源性高碘病区和地区95%以上的县居民户无碘盐食用率达到90%以上，水源性高碘病区落实改水措施。				

续表

领域	序号	指标	基期水平	2022年目标值	2030年目标值	指标性质
（十五）传染病及地方病防控行动		个人和社会倡导性指标				
	119	提倡负责任和安全的性行为，鼓励使用安全套				倡导性
	120	咳嗽、打喷嚏时用胳膊或纸巾掩口鼻，正确、文明吐痰				倡导性
	121	充分认识疫苗对预防疾病的重要作用，积极接种疫苗				倡导性
		政府工作指标				
	122	以乡（镇、街道）为单位适龄儿童免疫规划疫苗接种率（%）	90	>90		预期性
		说明：以乡（镇、街道）为单位，免疫规划内适龄儿童的疫苗接种率。计算方法：免疫规划内接种疫苗适龄儿童数/适龄儿童数×100%。				
健康水平	123	人均预期寿命（岁）	76.7	77.7	79.0	预期性
		说明：指在一定死亡水平下，预期每个人出生时平均可存活的年数；根据寿命表法计算所得；根据世界银行数据，2016年中高收入国家平均为75岁，高收入国家平均为80岁。				
	124	人均健康预期寿命（岁）	2016年为68.7	提高	显著提高	预期性
		说明：是一个相对数据，估算的是一个人在完全健康状态下生存的平均年数，这一数据是基于现在人口的死亡率和普遍的健康状况。根据《世界卫生统计2018》数据，2016年中国的人均健康预期寿命为68.7岁，高于美国的68.5岁。				

注：(1) 本文件中的有关调查数据，未特别说明的，主要为官方抽样调查统计数据；(2) 本主要指标表中，未写明年份的基线水平值，均为2017年数值；(3)# 为2020年目标值。

三、重大行动

（一）健康知识普及行动。

每个人是自己健康的第一责任人，对家庭和社会都负有健康责任。普及健康知识，提高全民健康素养水平，是提高全民健康水平最根本最经济最有效的措施之一。当前，我国居民健康素养水平总体仍比较低。2017年居民健康素养水平只有14.18%。城乡居民关于预防疾病、早期发现、紧急救援、及时就医、合理用药、应急避险等维护健康的知识和技能比较缺乏,不健康生活行为方式比较普遍。科学普及健康知识,提升健康素养,有助于提高居民自我健康管理能力和健康水平。《中国公民健康素养——基本知识与技能》界定了现阶段健康素养的具体内容,是公民最应掌握的健康知识和技能。

行动目标:

到2022年和2030年,全国居民健康素养水平分别不低于22%和30%,其中:基本知识和理念素养水平、健康生活方式与行为素养水平、基本技能素养水平分别提高到30%、18%、20%及以上和45%、25%、30%及以上,居民基本医疗素养、慢性病防治素养、传染病防治素养水平分别提高到20%、20%、20%及以上和28%、30%、25%及以上;人口献血率分别达到15‰和25‰;建立并完善健康科普专家库和资源库,构建健康科普知识发布和传播机制;中央广电总台对公益性健康节目和栏目,在时段、时长上给予倾斜保障;建立医疗机构和医务人员开展健康教育和健康促进的绩效考核机制;医务人员掌握与岗位相适应的健康科普知识,并在诊疗过程中主动提供健康指导;中医医院设置治未病科室比例分别达到90%和100%。鼓励各主要媒体网站和商业网站开设健康科普栏目。提倡个人定期记录身心健康状况;了解掌握基本中医药健康知识;掌握基本的急救知识和技能。

——个人和家庭:

1. 正确认识健康。健康包括身体健康、心理健康和良好的社会适应能力。遗传因素、环境因素、个人生活方式和医疗卫生服务是影响健康的主要因素。每个人是自己健康的第一责任人,提倡主动学习健康知识,养成健康生活方式,自觉维护和促进自身健康,理解生老病死的自然规律,了解医疗技术的局限性,尊重医学和医务人员,共同应对健康问题。

2. 养成健康文明的生活方式。注重饮食有节、起居有常、动静结合、心态平和。讲究个人卫生、环境卫生、饮食卫生,勤洗手、常洗澡、早晚刷牙、饭后漱口,不共用毛巾和洗漱用品,不随地吐痰,咳嗽、打喷嚏时用胳膊或纸巾遮掩口鼻。没有不良嗜好,不吸烟,吸烟者尽早戒烟,少喝酒,不酗酒,拒绝毒品。积极参加健康有益的文体活动和社会活动。关注并记录自身健康状况,定期健康体检。积极参与无偿献血,健康成人每次献血 400ml 不影响健康,还能帮助他人,两次献血间隔不少于 6 个月。

3. 关注健康信息。学习、了解、掌握、应用《中国公民健康素养——基本知识与技能》和中医养生保健知识。遇到健康问题时,积极主动获取健康相关信息。提高理解、甄别、应用健康信息的能力,优先选择从卫生健康行政部门等政府部门及医疗卫生专业机构等正规途径获取健康知识。

4. 掌握必备的健康技能。会测量体温、脉搏;能够看懂食品、药品、化妆品、保健品的标签和说明书;学会识别常见的危险标识,如高压、易燃、易爆、剧毒、放射性、生物安全等,远离危险物。积极参加逃生与急救培训,学会基本逃生技能与急救技能;需要紧急医疗救助时拨打 120 急救电话;发生创伤出血量较多时,立即止血、包扎;对怀疑骨折的伤员不要轻易搬动;遇到呼吸、心脏骤停的伤病员,会进行心肺复苏;抢救触电者时,首先切断电源,不能直接接触触电者;发生火灾时,会拨打火警电话 119,会隔离烟雾、用湿毛巾捂住口鼻、低姿逃生。应用适宜的中医养生保健技术方法,开展自助式中医健康干预。

5. 科学就医。平时主动与全科医生、家庭医生联系,遇到健康问题时,及时到医疗机构就诊,早诊断、早治疗,避免延误最佳治疗时机。根据病情和医生的建议,选择合适的医疗机构就医,小病诊疗首选基层医疗卫生机构,大病到医院。遵医嘱治疗,不轻信偏方,不相信"神医神药"。

6. 合理用药。遵医嘱按时、按量使用药物,用药过程中如有不适及时咨询医生或药师。每次就诊时向医生或药师主动出示正在使用的药物记录和药物过敏史,避免重复用药或者有害的相互作用等不良事件的发生。服药前检查药品有效期,不使用过期药品,及时清理家庭中的过期药品。妥善存放药品,谨防儿童接触和误食。保健食品不是药品,正确选用保健食品。

7. 营造健康家庭环境。家庭成员主动学习健康知识,树立健康理念,养成良好生活方式,互相提醒定期体检,优生优育,爱老敬老,家庭和谐,崇尚公德,邻里互助,支持公益。有婴幼儿、老人和残疾人的家庭主动参加照护培训,掌握有关护理知识和技能。提倡有经消化道传播疾病的患者家庭实行分餐制。有家族病史的家庭,有针对性地做好预防保健。配备家用急救包(含急救药品、急救设备和急救耗材等)。

——社会和政府:

1. 建立并完善健康科普"两库、一机制"。建立并完善国家和省级健康科普专家库,开展健康科普活动。中央级媒体健康科普活动的专家应从国家科普专家库产生,省级媒体应从省级以上科普专家库产生。建立并完善国家级健康科普资源库,出版、遴选、推介一批健康科普读物和科普材料。针对重点人群、重点健康问题组织编制相关知识和信息指南,由专业机构向社会发布。构建全媒体健康科普知识发布和传播的机制,加强对健康教育内容的指导和监管,依托专业力量,加强电视、报刊健康栏目和健康医疗广告的审核和监管,以及对互联网新媒体平台健康科普信息的监测、评估和通报。对于出现问题较多的健康信息平台要依法依规勒令整改,直至关停。对于科学性强、传播效果好的健康信息,予以推广。对于传播范围广、对公众健康危害大的虚假信息,组织专家予以澄清和纠正。(卫生健康委牵头,中央宣传部、中央网信办、科技部、市场监管总局、广电总局、中医药局、药监局、中国科协按

职责分工负责)

2. 医务人员掌握与岗位相适应的健康科普知识,并在诊疗过程中主动提供健康指导。各医疗机构网站要根据本机构特色设置健康科普专栏,为社区居民提供健康讲座和咨询服务,三级医院要组建健康科普队伍,制定健康科普工作计划,建设微博微信新媒体健康科普平台。开发健康教育处方等健康科普材料,定期面向患者举办针对性强的健康知识讲座。完善全科医生、专科医生培养培训课程和教材内容,显著提高家庭医生健康促进与教育必备知识与技能。深入实施中医治未病健康工程,推广普及中医养生保健知识和易于掌握的中医养生保健技术和方法。鼓励健康适龄的公民定期参加无偿献血。(卫生健康委牵头,教育部、中医药局按职责分工负责)

3. 建立鼓励医疗卫生机构和医务人员开展健康促进与教育的激励约束机制,调动医务人员参与健康促进与教育工作的积极性。将健康促进与教育工作纳入各级各类医疗机构绩效考核,纳入医务人员职称评定和绩效考核。完善医保支付政策,鼓励基层医疗机构和家庭签约医生团队开展健康管理服务。鼓励和引导个人践行健康生活方式,加强个人健康管理。(人力资源社会保障部、卫生健康委牵头,医保局按职责负责)

4. 鼓励、扶持中央广电总台和各省级电台、电视台在条件成熟的情况下开办优质健康科普节目。中央广电总台对公益性健康节目和栏目,在时段、时长上给予倾斜保障,继续办好现有数字付费电视健康频道。报刊推出一批健康专栏。运用"两微一端"(指微信、微博、移动客户端)以及短视频等新媒体,推动"互联网＋精准健康科普"。(中央宣传部、中央网信办、卫生健康委、广电总局、中央广电总台、中医药局按职责分工负责)

5. 动员更多的社会力量参与健康知识普及工作。鼓励卫生健康行业学会、协会组织专家开展多种形式的、面向公众的健康科普活动和面向机构的培训工作。各社区和单位要将针对居民和职工的健康知识普及作为一项重要工作,结合居民和职工的主要健康问题,组织健康讲座等健康传播活动。加强贫困地区人口的健康素养促进工作。(卫生健康委牵头,中医药局、全国总工会、全国妇联、中国科协按职责分工负责)

6. 开发推广健康适宜技术和支持工具。发挥市场机制作用,鼓励研发推广健康管理类人工智能和可穿戴设备,充分利用互联网技术,在保护个人隐私的前提下,对健康状态进行实时、连续监测,实现在线实时管理、预警和行为干预,运用健康大数据提高大众自我健康管理能力。(卫生健康委、科技部、工业和信息化部按职责分工负责)

7. 开展健康促进县(区)建设,着力提升居民健康素养。国家每年选择一个与群众密切相关的健康主题开展"健康中国行"宣传教育活动。开展"中医中药中国行"活动,推动中医药健康文化普及,传播中医养生保健知识。推进全民健康生活方式行动,强化家庭和高危个体健康生活方式指导和干预。(卫生健康委、中医药局牵头,中国科协按职责负责)

(二)合理膳食行动。

合理膳食是保证健康的基础。近年来,我国居民营养健康状况明显改善,但仍面临营养不足与过剩并存、营养相关疾病多发等问题。2012年调查显示,我国居民人均每日食盐摄入量为10.5g(世界卫生组织推荐值为5g);居民家庭人均每日食用油摄入量42.1g(《中国居民膳食指南》(以下简称《膳食指南》)推荐标准为每天25~30g);居民膳食脂肪提供能量比例达到32.9%(《膳食指南》推荐值上限为30.0%)。目前我国人均每日添加糖(主要为蔗糖即"白糖"、"红糖"等)摄入量约30g,其中儿童、青少年摄入量问题值得高度关注。2014年调查显示,3~17岁常喝饮料的儿童、青少年,仅从饮料中摄入的添加糖提供的能量就超过总能量的5%,城市儿童远远高于农村儿童,且呈上升趋势(世界卫生组织推荐人均每日添加糖摄入低于总能量的 10%,并鼓励控制到 5% 以下或不超过25g)。与此同时,2010~2012 年,我国成人营养不良率为 6%;2013年,5 岁以下儿童生长迟缓率为 8.1%,孕妇、儿童、老年人群贫血率仍较高,钙、铁、维生素 A、维生素 D 等微量营养素缺乏依然存在,膳食纤维摄入明显不足。

高盐、高糖、高脂等不健康饮食是引起肥胖、心脑血管疾病、糖尿病及其他代谢性疾病和肿瘤的危险因素。2016 年全球疾病负担研究结果显示,饮食因素导致的疾病负担占到 15.9%,已成为影响人群健康的重要危险因素。2012 年全国 18 岁及以上成人超重率为 30.1%,肥胖率为 11.9%,与 2002 年相比分别增长了 32.0%和 67.6%;6~17 岁儿童青少年超重率为 9.6%,肥胖率为 6.4%,与2002 年相比分别增加了 1 倍和 2 倍。合理膳食以及减少每日食用油、盐、糖摄入量,有助于降低肥胖、糖尿病、高血压、脑卒中、冠心病等疾病的患病风险。

行动目标:

到 2022 年和 2030 年,成人肥胖增长率持续减缓;居民营养健康知识知晓率分别在 2019 年基础上提高 10% 和在 2022 年基础上提高 10%;5 岁以下儿童生长迟缓率分别低于 7% 和 5%、贫血率分别低于 12% 和 10%,孕妇贫血率分别低于 14% 和 10%;合格碘盐覆盖率均达到 90% 及以上;成人脂肪供能比下降到 32% 和30%;每 1 万人配备 1 名营养指导员;实施农村义务教育学生营养改善计划和贫困地区儿童营养改善项目;实施以食品安全为基础的营养健康标准,推进营养标准体系建设。

提倡人均每日食盐摄入量不高于 5g,成人人均每日食用油摄入量不高于 25~30g,人均每日添加糖摄入量不高于 25g,蔬菜和水果每日摄入量不低于 500g,每日摄入食物种类不少于 12 种,每周不少于 25 种;成年人维持健康体重,将体重指数(BMI)控制在

18.5~24kg/m^2;成人男性腰围小于85cm,女性小于80cm。

——个人和家庭:

1. 对于一般人群。学习中国居民膳食科学知识,使用中国居民平衡膳食宝塔、平衡膳食餐盘等支持性工具,根据个人特点合理搭配食物。每天的膳食包括谷薯类、蔬菜水果类、畜禽鱼蛋奶类、大豆坚果类等食物,平均每天摄入12种以上食物,每周25种以上。不能生吃的食材要做熟后食用;生吃蔬菜水果等食品要洗净。生、熟食品要分开存放和加工。日常用餐时宜细嚼慢咽,保持心情平和,食不过量,但也要注意避免因过度节食影响必要营养素摄入。少吃肥肉、烟熏和腌制肉制品,少吃高盐和油炸食品,控制添加糖的摄入量。足量饮水,成年人一般每天7~8杯(1 500~1 700ml),提倡饮用白开水或茶水,少喝含糖饮料;儿童少年、孕妇、乳母不应饮酒。

2. 对于超重(24kg/m^2≤BMI<28kg/m^2)、肥胖(BMI≥28kg/m^2)的成年人群。减少能量摄入,增加新鲜蔬菜和水果在膳食中的比重,适当选择一些富含优质蛋白质(如瘦肉、鱼、蛋白和豆类)的食物。避免吃油腻食物和油炸食品,少吃零食和甜食,不喝或少喝含糖饮料。进食有规律,不要漏餐,不暴饮暴食,七八分饱即可。

3. 对于贫血、消瘦等营养不良人群。建议要在合理膳食的基础上,适当增加瘦肉类、奶蛋类、大豆和豆制品的摄入,保持膳食的多样性,满足身体对蛋白质、钙、铁、维生素A、维生素D、维生素B$_{12}$、叶酸等营养素的需求;增加含铁食物的摄入或者在医生指导下补充铁剂来纠正贫血。

4. 对于孕产妇和家有婴幼儿的人群。建议学习了解孕期妇女膳食、哺乳期妇女膳食和婴幼儿喂养等相关知识,特别关注生命早期1 000天(从怀孕开始到婴儿出生后的2周岁)的营养。孕妇常吃含铁丰富的食物,增加富含优质蛋白质及维生素A的动物性食物和海产品,选用碘盐,确保怀孕期间铁、碘、叶酸等的足量摄入。尽量纯母乳喂养6个月,为6~24个月的婴幼儿合理添加辅食。

5. 对于家庭。提倡按需购买食物,合理储存;选择新鲜、卫生、当季的食物,采取适宜的烹调方式;按需备餐,小份量食物;学会选购食品看标签;在外点餐根据人数确定数量,集体用餐时采取分餐、简餐、份饭;倡导在家吃饭,与家人一起分享食物和享受亲情,传承和发扬我国优良饮食文化。

——社会:

1. 推动营养健康科普宣教活动常态化,鼓励全社会共同参与全民营养周、"三减三健"(减盐、减油、减糖,健康口腔、健康体重、健康骨骼)等宣教活动。推广使用健康"小三件"(限量盐勺、限量油壶和健康腰围尺),提高家庭普及率,鼓励专业行业组织指导家庭正确使用。尽快研究制定我国儿童添加蔗糖摄入的限量指导,倡导天然甜味物质和甜味剂饮料替代饮用。

2. 加强对食品企业的营养标签知识指导,指导消费者正确认读营养标签,提高居民营养标签知晓率。鼓励消费者减少蔗糖摄入量。倡导食品生产经营者使用食品安全标准允许使用的天然甜味物质和甜味剂取代蔗糖。科学减少加工食品中的蔗糖含量。提倡城市高糖摄入人群减少食用含蔗糖饮料和甜食,选择天然甜味物质和甜味剂替代蔗糖生产的饮料和食品。

3. 鼓励生产、销售低钠盐,并在专家指导下推广使用。做好低钠盐慎用人群(高温作业者、重体力劳动强度工作者、肾功能障碍者及服用降压药物的高血压患者等不适宜高钾摄入人群)提示预警。引导企业在食盐、食用油生产销售中配套用量控制措施(如在盐袋中赠送 2g 量勺、生产限量油壶和带刻度油壶等),鼓励有条件的地方先行试点。鼓励商店(超市)开设低脂、低盐、低糖食品专柜。

4. 鼓励食堂和餐厅配备专兼职营养师,定期对管理和从业人员开展营养、平衡膳食和食品安全相关的技能培训、考核;提前在显著位置公布食谱,标注份量和营养素含量并简要描述营养成分;鼓励为不同营养状况的人群推荐相应食谱。

5. 制定实施集体供餐单位营养操作规范,开展示范健康食堂和健康餐厅创建活动。鼓励餐饮业、集体食堂向消费者提供营养标识。鼓励发布适合不同年龄、不同地域人群的平衡膳食指导和食谱。鼓励发展传统食养服务,推进传统食养产品的研发以及产业升级换代。

——政府:

1. 全面推动实施《国民营养计划(2017—2030 年)》,因地制宜开展营养和膳食指导。实施贫困地区重点人群营养干预,将营养干预纳入健康扶贫工作。继续推进实施农村义务教育学生营养改善计划和贫困地区儿童营养改善项目。(卫生健康委牵头,教育部、国务院扶贫办按职责分工负责)

2. 推动营养立法和政策研究。研究制定实施营养师制度,在幼儿园、学校、养老机构、医院等集体供餐单位配备营养师,在社区配备营养指导员。强化临床营养工作,不断规范营养筛查、评估和治疗。(卫生健康委、民政部、司法部、财政部按职责分工负责)

3. 完善食品安全标准体系,制定以食品安全为基础的营养健康标准,推进食品营养标准体系建设。发展营养导向型农业和食品加工业。政府要加快研究制定标准限制高糖食品的生产销售。加大宣传力度,推动低糖或无糖食品的生产与消费。实施食品安全检验检测能力达标工程,加强食品安全抽检和风险监测工作。(卫生健康委、农业农村部、市场监管总局按职责分工负责)

4. 加快修订预包装食品营养标签通则,增加蔗糖等糖的强制标识,鼓励企业进行"低糖"或者"无糖"的声称,积极推动在食品包装上使用"包装正面标识(FOP)"信息,帮助消费者快速选择健康食品,加强对预包装食品营养标签的监督管理。研究推进制定特殊人群集体用餐营养操作规范,探索试点在餐饮食品中增加"糖"的标识。研究完善油、盐、糖包装标准,在外包装上标示建议每人每日食用合理量的油盐糖等有关信息。(卫生健康委牵头,市

场监管总局、工业和信息化部按职责负责）

（三）全民健身行动。

生命在于运动，运动需要科学。科学的身体活动可以预防疾病，愉悦身心，促进健康。根据国家体育总局 2014 年全民健身活动状况调查，我国城乡居民经常参加体育锻炼的比例为 33.9%，其中 20~69 岁居民经常锻炼率仅为 14.7%，成人经常锻炼率处于较低水平，缺乏身体活动成为多种慢性病发生的重要原因。同时，心肺耐力、柔韧性、肌肉力量、肌肉耐力、身体成分等指标的变化不容乐观，多数居民在参加体育活动时还有很大的盲目性。定期适量进行身体活动有助于预防和改善超重和肥胖及高血压、心脏病、卒中、糖尿病等慢性病，并能促进精神健康、提高生活质量和幸福感，促进社会和谐。

行动目标：

到 2022 年和 2030 年，城乡居民达到《国民体质测定标准》合格以上的人数比例分别不少于 90.86% 和 92.17%；经常参加体育锻炼（每周参加体育锻炼频度 3 次及以上，每次体育锻炼持续时间 30 分钟及以上，每次体育锻炼的运动强度达到中等及以上）人数比例达到 37% 及以上和 40% 及以上；学校体育场地设施开放率超过 70% 和 90%；人均体育场地面积分别达到 $1.9m^2$ 及以上和 $2.3m^2$ 及以上；城市慢跑步行道绿道的人均长度持续提升；每千人拥有社会体育指导员不少于 1.9 名和 2.3 名；农村行政村体育设施覆盖率基本实现全覆盖和覆盖率 100%。

提倡机关、企事业单位开展工间操；鼓励个人至少有 1 项运动爱好或掌握 1 项传统运动项目，参加至少 1 个健身组织，每天进行中等强度运动至少半小时；鼓励医疗机构提供运动促进健康的指导服务，鼓励引导社会体育指导人员在健身场所等地方为群众提供科学健身指导服务，提高健身效果，预防运动损伤；鼓励公共体育场地设施更多更好地提供免费或低收费开放服务，确保符合条件的企事业单位体育场地设施全部向社会开放。

——个人：

1. 了解运动对健康的益处。建议个人提高身体活动意识，培养运动习惯。了解和掌握全民健身、身体活动相关知识，将身体活动融入到日常生活中，掌握运动技能，少静多动，减少久坐，保持健康体重；科学运动避免运动风险。

2. 动则有益，贵在坚持。运动前需了解患病史及家族病史，评估身体状态，鼓励在家庭医生或专业人士指导下制定运动方案，选择适合自己的运动方式、强度和运动量，减少运动风险。鼓励每周进行 3 次以上、每次 30 分钟以上中等强度运动，或者累计 150 分钟中等强度或 75 分钟高强度身体活动。日常生活中要尽量多动，达到每天 6 000~10 000 步的身体活动量。吃动平衡，让摄入的多余能量通过运动的方式消耗，达到身体各机能的平衡。一次完整的运动包括准备活动、正式运动、整理活动。一周运动健身包括有氧运动、力量练习、柔韧性练习等内容。提倡家庭配备适合家庭成员使用的小型、便携、易操作的健身器材。

3. 老年人运动有助于保持身体功能，减缓认知功能的退化。提倡老年人量力而行，选择与自身体质和健康相适应的运动方式。在重视有氧运动的同时，重视肌肉力量练习和柔韧性锻炼，适当进行平衡能力锻炼，强健骨骼肌肉系统，预防跌倒。提倡老年人参加运动期间定期测量血压和血糖，调整运动量。

4. 特殊人群，如孕妇、慢性病患者、残疾人等，建议在医生和运动专业人士的指导下进行运动。单纯性肥胖患者至少要达到一般成年人的运动推荐量。控制体重每天要进行 45 分钟以上的中低强度的运动。在减低体重过程中，建议强调肌肉力量锻炼，以避免肌肉和骨骼重量的下降。提倡运动与饮食控制相结合来减低体重。

5. 以体力劳动为主的人群，要注意劳逸结合，避免"过劳"，通过运动促进身体的全面发展。可在工作一段时间后换一种放松的运动方式，减轻肌肉的酸痛和僵硬，消除局部的疲劳，但运动量和强度都不宜过大。

——社会：

1. 建立健全群众身边的健身组织，体育总会在地市、县、乡实现全覆盖，单项体育协会延伸到群众身边，让想健身的群众加入到体育组织中。

2. 举办各类全民健身赛事，实施群众冬季运动推广普及计划。发展中国特色健身项目，开展民族、民俗、民间体育活动。推广普及太极拳、健身气功等传统体育项目。推进全民健身进家庭。推广普及广播体操等工间操。推行国家体育锻炼标准和运动水平等级标准。

3. 弘扬群众身边的健身文化，制作体育题材的影视、动漫作品，鼓励开展全民健身志愿服务，普及体育健身文化知识，增强健身意识。

4. 鼓励将国民体质测定纳入健康体检项目。各级医疗卫生机构开展运动风险评估，提供健身方案或运动促进健康的指导服务。

——政府：

1. 推进基本公共体育服务体系建设，统筹建设全民健身场地设施，建设一批体育公园、社区健身中心等全民健身场地设施，推进建设城市慢跑步行道绿道，努力打造百姓身边"15 分钟健身圈"，让想健身的群众有适当的场所。完善财政补助、服务收费、社会参与管理运营、安全保障等措施，推行公共体育设施免费或低收费开放，确保公共体育场地设施和符合开放条件的企事业单位体育场地设施全部向社会开放。鼓励社会力量举办或参与管理运营体育场地设施。（体育总局牵头，发展改革委、教育部、财政部、住房城乡建设部按职责分工负责）

2. 构建科学健身体系。建立针对不同人群、不同环境、不同身体状况的运动促进健康指导方法，推动形成"体医结合"的疾病管理与健康服务模式。构建运动伤病预防、治疗与急救体系，提高运动伤病防治能力。鼓励引导社会体育指导人员在健身场所等地方为群众提供科学健身指导服务,提高健身效果,预防运动损伤。(体育总局牵头,卫生健康委按职责负责)

3. 制定实施特殊人群的体质健康干预计划。鼓励和支持新建工作场所建设适当的健身活动场地。强化对高校学生体质健康水平的监测和评估干预,把高校学生体质健康水平纳入对高校的考核评价。确保高校学生体育课时,丰富高校学生体育锻炼的形式和内容。(体育总局牵头,教育部、全国总工会等按职责分工负责)

(四)控烟行动。

烟草烟雾中含有多种已知的致癌物,有充分证据表明吸烟可以导致多种恶性肿瘤,还会导致呼吸系统和心脑血管系统等多个系统疾病。根据世界卫生组织报告,每 3 个吸烟者中就有 1 个死于吸烟相关疾病,吸烟者的平均寿命比非吸烟者缩短 10 年。烟草对健康的危害已经成为当今世界最严重的公共卫生问题之一。为此,世界卫生组织制定了第一部国际公共卫生条约——《烟草控制框架公约》(以下简称《公约》)。我国 2003 年签署《公约》,2005 年经全国人民代表大会批准,2006 年 1 月在我国正式生效。我国现有吸烟者逾 3 亿,迫切需要对烟草危害加以预防。每年因吸烟相关疾病所致的死亡人数超过 100 万,因二手烟暴露导致的死亡人数超过 10 万。

行动目标:

到 2022 年和 2030 年,15 岁以上人群吸烟率分别低于 24.5% 和 20%;全面无烟法规保护的人口比例分别达到 30% 及以上和 80% 及以上;把各级党政机关建设成无烟机关,逐步在全国范围内实现室内公共场所、室内工作场所和公共交通工具全面禁烟;将违反有关法律法规向未成年人出售烟草的商家、发布烟草广告的企业和商家,纳入社会诚信体系"黑名单",依法依规实施联合惩戒。

提倡个人戒烟越早越好,什么时候都不晚;创建无烟家庭,保护家人免受二手烟危害;领导干部、医生和教师发挥引领作用;鼓励企业、单位出台室内全面无烟政策,为员工营造无烟工作环境,为吸烟员工戒烟提供必要的帮助。

——个人和家庭:

1. 充分了解吸烟和二手烟暴露的严重危害。不吸烟者不去尝试吸烟。吸烟者尽可能戒烟,戒烟越早越好,什么时候都不晚,药物治疗和尼古丁替代疗法可以提高长期戒烟率。不在禁止吸烟场所吸烟。

2. 领导干部、医务人员和教师发挥引领作用。领导干部要按照中共中央办公厅、国务院办公厅《关于领导干部带头在公共场所禁烟有关事项的通知》要求起模范带头作用,公务活动参加人员不得吸烟、敬烟、劝烟;医务人员不允许在工作时间吸烟,并劝导、帮助患者戒烟;教师不得当着学生的面吸烟。

3. 创建无烟家庭,劝导家庭成员不吸烟或主动戒烟,教育未成年人不吸烟,让家人免受二手烟危害。

4. 在禁止吸烟场所劝阻他人吸烟。依法投诉举报在禁止吸烟场所吸烟行为,支持维护无烟环境。

——社会:

1. 提倡无烟文化,提高社会文明程度。积极利用世界无烟日、世界心脏日、国际肺癌日等卫生健康主题日开展控烟宣传;倡导无烟婚礼、无烟家庭。

2. 关注青少年吸烟问题,为青少年营造远离烟草的环境。将烟草危害和二手烟危害等控烟相关知识纳入中小学生健康教育课程。不向未成年人售烟。加强无烟学校建设。

3. 鼓励企业、单位出台室内全面无烟规定,为员工营造无烟工作环境,为员工戒烟提供必要的支持。

4. 充分发挥居(村)委会的作用,协助控烟政策在辖区内得到落实。

5. 鼓励志愿服务组织、其他社会组织和个人通过各种形式参与控烟工作或者为控烟工作提供支持。

——政府：

1. 逐步提高全面无烟法规覆盖人口比例，在全国范围内实现室内公共场所、室内工作场所和公共交通工具全面禁烟。积极推进无烟环境建设，强化公共场所控烟监督执法。把各级党政机关建设成无烟机关。（卫生健康委牵头，中央文明办、烟草局按职责分工负责）

2. 研究推进采取税收、价格调节等综合手段，提高控烟成效。（发展改革委、财政部、税务总局、烟草局按职责分工负责）

3. 加大控烟宣传教育力度，进一步加强卷烟包装标识管理，完善烟草危害警示内容和形式，提高健康危害警示效果，提高公众对烟草危害健康的认知程度。制定完善相关技术标准并监督执行。限制影视作品中的吸烟镜头。（卫生健康委牵头，中央宣传部、工业和信息化部、市场监管总局、广电总局、烟草局按职责分工负责）

4. 逐步建立和完善戒烟服务体系，将询问患者吸烟史纳入到日常的门诊问诊中，推广简短戒烟干预服务和烟草依赖疾病诊治。加强对戒烟服务的宣传和推广，使更多吸烟者了解到其在戒烟过程中能获得的帮助。创建无烟医院，推进医院全面禁烟。（卫生健康委负责）

5. 全面落实《中华人民共和国广告法》，加大烟草广告监督执法力度，严厉查处在大众传播媒介、公共场所、公共交通工具、户外发布烟草广告的违法行为。依法规范烟草促销、赞助等行为。（市场监管总局、交通运输部、国家铁路局、民航局按职责分工负责）

6. 按照烟草控制框架公约履约进度要求，加快研究建立完善的烟草制品成分管制和信息披露制度。强化国家级烟草制品监督监测的独立性和权威性，完善烟草制品安全性检测评估体系，确保公正透明，保障公众知情和监督的权利。（卫生健康委、市场监管总局、烟草局按职责分工负责）

7. 禁止向未成年人销售烟草制品。将违反有关法律法规向未成年人出售烟草的商家、发布烟草广告的企业和商家,纳入社会诚信体系"黑名单",依法依规实施联合惩戒。(卫生健康委、市场监管总局、烟草局、教育部按职责分工负责)

8. 加强各级专业机构控烟工作,确定专人负责相关工作组织实施,保障经费投入。建立监测评估系统,定期开展烟草流行调查,了解掌握烟草使用情况。(财政部、卫生健康委按职责分工负责)

(五)心理健康促进行动。

心理健康是人在成长和发展过程中,认知合理、情绪稳定、行为适当、人际和谐、适应变化的一种完好状态,是健康的重要组成部分。当前,我国常见精神障碍和心理行为问题人数逐年增多,个人极端情绪引发的恶性案(事)件时有发生。我国抑郁症患病率达到 2.1%,焦虑障碍患病率达 4.98%。截至 2017 年底,全国已登记在册的严重精神障碍患者 581 万人。同时,公众对常见精神障碍和心理行为问题的认知率仍比较低,更缺乏防治知识和主动就医意识,部分患者及家属仍然有病耻感。加强心理健康促进,有助于促进社会稳定和人际关系和谐、提升公众幸福感。

行动目标:

到 2022 年和 2030 年,居民心理健康素养水平提升到 20% 和 30%;失眠现患率、焦虑障碍患病率、抑郁症患病率上升趋势减缓;每 10 万人口精神科执业(助理)医师达到 3.3 名和 4.5 名;抑郁症治疗率在现有基础上提高 30% 和 80%;登记在册的精神分裂症治疗率达到 80% 和 85%;登记在册的严重精神障碍患者规范管理率达到 80% 和 85%;建立精神卫生医疗机构、社区康复机构及社会组织、家庭相互衔接的精神障碍社区康复服务体系,建立和完善心理健康教育、心理热线服务、心理评估、心理咨询、心理治疗、精神科治疗等衔接合作的心理危机干预和心理援助服务模式。

提倡成人每日平均睡眠时间为 7~8 小时;鼓励个人正确认识

抑郁和焦虑症状,掌握基本的情绪管理、压力管理等自我心理调适方法;各类临床医务人员主动掌握心理健康知识和技能,应用于临床诊疗活动中。

——个人和家庭:

1. 提高心理健康意识,追求心身共同健康。每个人一生中可能会遇到多种心理健康问题,主动学习和了解心理健康知识,科学认识心理健康与身体健康之间的相互影响,保持积极健康的情绪,避免持续消极情绪对身体健康造成伤害。倡导养德养生理念,保持中和之道,提高心理复原力。在身体疾病的治疗中,要重视心理因素的作用。自我调适不能缓解时,可选择寻求心理咨询与心理治疗,及时疏导情绪,预防心理行为问题和精神障碍发生。

2. 使用科学的方法缓解压力。保持乐观、开朗、豁达的生活态度,合理设定自己的目标。正确认识重大生活、工作变故等事件对人的心理造成的影响,学习基本的减压知识,学会科学有益的心理调适方法。学习并运用健康的减压方式,避免使用吸烟、饮酒、沉迷网络或游戏等不健康的减压方式。学会调整自己的状态,找出不良情绪背后的消极想法,根据客观现实进行调整,减少非理性的认识。建立良好的人际关系,积极寻求人际支持,适当倾诉与求助。保持健康的生活方式,积极参加社会活动,培养健康的兴趣爱好。

3. 重视睡眠健康。每天保证充足的睡眠时间,工作、学习、娱乐、休息都要按作息规律进行,注意起居有常。了解睡眠不足和睡眠问题带来的不良心理影响,出现睡眠不足及时设法弥补,出现睡眠问题及时就医。要在专业指导下用科学的方法改善睡眠,服用药物需遵医嘱。

4. 培养科学运动的习惯。选择并培养适合自己的运动爱好,积极发挥运动对情绪的调节作用,在出现轻度情绪困扰时,可结合运动促进情绪缓解。

5. 正确认识抑郁、焦虑等常见情绪问题。出现心情压抑、愉悦感缺乏、兴趣丧失，伴有精力下降、食欲下降、睡眠障碍、自我评价下降、对未来感到悲观失望等表现，甚至有自伤、自杀的念头或行为，持续存在2周以上，可能患有抑郁障碍；突然或经常莫名其妙地感到紧张、害怕、恐惧，常伴有明显的心慌、出汗、头晕、口干、呼吸急促等躯体症状，严重时有濒死感、失控感，如频繁发生，可能患有焦虑障碍。一过性的或短期的抑郁、焦虑情绪，可通过自我调适或心理咨询予以缓解和消除，不用过分担心。抑郁障碍、焦虑障碍可以通过药物、心理干预或两者相结合的方式治疗。

6. 出现心理行为问题要及时求助。可以向医院的相关科室、专业的心理咨询机构和社会工作服务机构等寻求专业帮助。要认识到求助于专业人员既不等于自己有病，更不等于病情严重，而是负责任、有能力的表现。

7. 精神疾病治疗要遵医嘱。诊断精神疾病，要去精神专科医院或综合医院专科门诊。确诊后应及时接受正规治疗，听从医生的建议选择住院治疗或门诊治疗，主动执行治疗方案，遵照医嘱全程、不间断、按时按量服药，在病情得到有效控制后，不急于减药、停药。门诊按时复诊，及时、如实地向医生反馈治疗情况，听从医生指导。精神类药物必须在医生的指导下使用，不得自行任意服用。

8. 关怀和理解精神疾病患者，减少歧视。学习了解精神疾病的基本知识，知道精神疾病是可以预防和治疗的，尊重精神病人，不歧视患者。要认识到精神疾病在得到有效治疗后，可以缓解和康复，可以承担家庭功能与工作职能。要为精神疾病患者及其家属、照护者提供支持性的环境，提高患者心理行为技能，使其获得自我价值感。

9. 关注家庭成员心理状况。家庭成员之间要平等沟通交流，尊重家庭成员的不同心理需求。当与家庭成员发生矛盾时，不采用过激的言语或伤害行为，不冷漠回避，而是要积极沟通加以解决。及时疏导不良情绪，营造相互理解、相互信任、相互支持、相互关爱的家庭氛围和融洽的家庭关系。

——社会：

1. 各级各类医疗机构和专业心理健康服务机构对发现存在心理行为问题的个体,提供规范的诊疗服务,减轻患者心理痛苦,促进患者康复。医务人员应对身体疾病,特别是癌症、心脑血管疾病、糖尿病、消化系统疾病等患者及其家属适当辅以心理调整。鼓励医疗机构开展睡眠相关诊疗服务,提供科学睡眠指导,减少成年人睡眠问题的发生。专业人员可指导使用运动方案辅助治疗抑郁、焦虑等常见心理行为问题。鼓励相关社会组织、高等院校、科研院所、医疗机构对心理健康从业人员开展服务技能和伦理道德的培训,提升服务能力。

2. 发挥精神卫生医疗机构作用,对各类临床科室医务人员开展心理健康知识和技能培训,普及心理咨询和治疗技术在临床诊疗中的应用,提高抑郁、焦虑、认知障碍、孤独症等心理行为问题和常见精神障碍的筛查、识别、处置能力。推广中医心理调摄特色技术方法在临床诊疗中的应用。

3. 各机关、企事业单位、高校和其他用人单位把心理健康教育融入员工(学生)思想政治工作,鼓励依托本单位党团、工会、人力资源部门、卫生室等设立心理健康辅导室并建立心理健康服务团队,或通过购买服务形式,为员工(学生)提供健康宣传、心理评估、教育培训、咨询辅导等服务,传授情绪管理、压力管理等自我心理调适方法和抑郁、焦虑等常见心理行为问题的识别方法,为员工(学生)主动寻求心理健康服务创造条件。对处于特定时期、特定岗位,或经历特殊突发事件的员工(学生),及时进行心理疏导和援助。

4. 鼓励老年大学、老年活动中心、基层老年协会、妇女之家、残疾人康复机构及有资质的社会组织等宣传心理健康知识。培训专兼职社会工作者和心理工作者,引入社会力量,为空巢、丧偶、失能、失智老年人,留守妇女儿童,残疾人和计划生育特殊家庭成员提供心理辅导、情绪疏解、悲伤抚慰、家庭关系调适等心理健康服务。

——政府：

1. 充分利用广播、电视、书刊、动漫等形式，广泛运用门户网站、微信、微博、移动客户端等平台，组织创作、播出心理健康宣传教育精品和公益广告，传播自尊自信、乐观向上的现代文明理念和心理健康知识。（中央宣传部、中央网信办、卫生健康委、广电总局按职责分工负责）

2. 依托城乡社区综治中心等综合服务管理机构及设施建立心理咨询（辅导）室或社会工作室（站），配备专兼职心理健康辅导人员或社会工作者，搭建基层心理健康服务平台。整合社会资源，设立市县级未成年人心理健康辅导中心，完善未成年人心理健康辅导网络。培育社会化的心理健康服务机构，鼓励心理咨询专业人员创办社会心理服务机构。通过向社会心理服务机构购买服务等方式，逐步扩大服务覆盖面。（中央政法委、中央文明办、教育部、民政部、卫生健康委按职责分工负责）

3. 加大应用型心理健康工作人员培养力度，推进高等院校开设相关专业。进一步加强心理健康工作人员培养和使用的制度建设，积极设立心理健康服务岗位。支持精神卫生医疗机构能力建设，完善人事薪酬分配制度，体现心理治疗服务的劳务价值。逐步将心理健康工作人员纳入专业技术岗位设置与管理体系，畅通职业发展渠道。（教育部、财政部、人力资源社会保障部、卫生健康委、医保局按职责分工负责）

4. 各级政法、卫生健康部门会同公安、民政、司法行政、残联等单位建立精神卫生综合管理机制，多渠道开展严重精神障碍患者日常发现、登记、随访、危险性评估、服药指导等服务，动员社区组织、患者家属参与居家患者管理服务。建立精神卫生医疗机构、社区康复机构及社会组织、家庭相互衔接的精神障碍社区康复服务体系，加强精神卫生医疗机构对社区康复机构的技术指导。到2030

年底,80% 以上的县(市、区)开展社区康复服务,在开展精神障碍社区康复的县(市、区),60% 以上的居家患者接受社区康复服务。鼓励和引导通过举办精神障碍社区康复机构或通过政府购买服务等方式委托社会组织提供精神卫生社区康复服务。(中央政法委、公安部、民政部、司法部、卫生健康委、中国残联按职责分工负责)

5. 重视并开展心理危机干预和心理援助工作。卫生健康、政法、民政等单位建立和完善心理健康教育、心理热线服务、心理评估、心理咨询、心理治疗、精神科治疗等衔接合作的心理危机干预和心理援助服务模式。将心理危机干预和心理援助纳入各类突发事件应急预案和技术方案,加强心理危机干预和心理援助队伍的专业化、系统化建设。相关部门推动建立为公众提供公益服务的心理援助热线,由专业人员接听,对来电者开展心理健康教育、心理咨询和心理危机干预,降低来电者自杀或自伤的风险。(卫生健康委牵头,中央政法委、公安部、民政部按职责分工负责)

(六)健康环境促进行动。

健康环境是人民群众健康的重要保障。影响健康的环境因素不仅包括物理、化学和生物等自然环境因素,还包括社会环境因素。环境污染已成为不容忽视的健康危险因素,与环境污染相关的心血管疾病、呼吸系统疾病和恶性肿瘤等问题日益凸显。我国每年因伤害死亡人数约 68 万人,约占死亡总人数的 7%。目前最为常见的伤害主要有道路交通事故伤害、跌倒、自杀、溺水、中毒等,其所导致的死亡占全部伤害死亡的 84% 左右。需要继续发挥爱国卫生运动的组织优势,全社会动员,把健康融入城乡规划、建设、治理的全过程,建立国家环境与健康风险评估制度,推进健康城市和健康村镇建设,打造健康环境。

行动目标:

到 2022 年和 2030 年,居民饮用水水质达标情况明显改善并持续改善;居民环境与健康素养水平分别达到 15% 及以上和 25%

及以上;大力推进城乡生活垃圾分类处理,重点城市基本建成生活垃圾分类处理系统。

提倡积极实施垃圾分类并及时清理,将固体废弃物主动投放到相应的回收地点及设施中;防治室内空气污染,提倡简约绿色装饰,做好室内油烟排风,提高家居环境水平;学校、医院、车站、大型商场、电影院等人员密集的地方应定期开展火灾、地震等自然灾害及突发事件的应急演练;提高自身健康防护意识和能力,学会识别常见的危险标识、化学品安全标签及环境保护图形标志。

——个人和家庭:

1. 提高环境与健康素养。主动学习掌握环境与健康素养基本理念、基本知识和基本技能,遵守生态环境行为规范,提升生态环境保护意识、健康防护意识和能力。

2. 自觉维护环境卫生,抵制环境污染行为。家庭成员养成良好的环境卫生习惯,及时、主动开展家庭环境卫生清理,做到家庭卫生整洁,光线充足、通风良好、厕所卫生。维护社区、单位等环境卫生,改善生活生产环境。积极实施垃圾分类并及时清理,将固体废弃物(废电池、废日光灯管、废水银温度计、过期药品等)主动投放到相应的回收地点及设施中,减少污染物的扩散及对环境的影响。减少烟尘排放,尽量避免垃圾秸秆焚烧,少放或不放烟花爆竹,重污染天气时禁止露天烧烤;发现污染生态环境的行为,及时劝阻或举报。

3. 倡导简约适度、绿色低碳、益于健康的生活方式。优先选择绿色产品,尽量购买耐用品,少购买使用塑料袋、一次性发泡塑料饭盒、塑料管等易造成污染的用品,少购买使用过度包装产品,不跟风购买更新换代快的电子产品,外出自带购物袋、水杯等。适度使用空调,冬季设置温度不高于20摄氏度,夏季设置温度不低于26摄氏度。及时关闭电器电源,减少待机耗电。坚持低碳出行,优先步行、骑行或公共交通出行,多使用共享交通工具。

4. 关注室(车)内空气污染。尽量购买带有绿色标志的装饰装修材料、家具及节能标识的家电产品。新装修的房间定期通风换气,降低装饰装修材料造成的室内空气污染。烹饪、取暖等提倡使用清洁能源(如气体燃料和电等)。烹饪过程中提倡使用排气扇、抽油烟机等设备。购买和使用符合有害物质限量标准的家用化学品。定期对家中饲养的宠物及宠物用品进行清洁,及时倾倒室内垃圾,避免微生物的滋生。根据天气变化和空气质量适时通风换气,重污染天气时应关闭门窗,减少室外空气污染物进入室内,有条件的建议开启空气净化装置或新风系统。鼓励根据实际需要,选购适宜排量的汽车,不进行非必要的车内装饰,注意通风并及时清洗车用空调系统。

5. 做好户外健康防护。重污染天气时,建议尽量减少户外停留时间,易感人群停止户外活动。如外出,需做好健康防护。

6. 重视道路交通安全。严格遵守交通法规,增强交通出行规则意识、安全意识和文明意识,不疲劳驾驶、超速行驶、酒后驾驶,具备一定的应急处理能力。正确使用安全带,根据儿童年龄、身高和体重合理使用安全座椅,减少交通事故的发生。

7. 预防溺水。建议选择管理规范的游泳场所,不提倡在天然水域游泳,下雨时不宜在室外游泳。建议下水前认真做准备活动,以免下水后发生肌肉痉挛等问题。水中活动时,要避免打闹、跳水等危险行为。避免儿童接近危险水域,儿童游泳时,要有成人带领或有组织地进行。加强看护,不能将儿童单独留在卫生间、浴室、开放的水源边。

——社会:

1. 制定社区健康公约和健康守则等行为规范,大力开展讲卫生、树新风、除陋习活动。加强社区基础设施和生态环境建设,营造设施完备、整洁有序、美丽宜居、安全和谐的社区健康环境。建立固定的健康宣传栏、橱窗等健康教育窗口,设立社区健康自助检测点,配备血压计、血糖仪、腰围尺、体重仪、体重指数(BMI)尺、健康膳食图等,鼓励引导志愿者参与,指导社区居民形成健康生活方式。用人单位充分考虑劳动者健康需要,为劳动者提供健康支持性环境。完善健康家庭标准,将文明健康生活方式以及体重、油、盐、糖、血压、近视等控制情况纳入"五好文明家庭"评选标准,引导家庭成员主动学习掌握必要的健康知识和技能,居家整洁,家庭和睦,提高自我健康管理能力。

2. 企业主动提升环保意识,合理确定环境保护指标目标,建立环保监测制度,并且管理维护好污染治理装置,污染物排放必须符合环保标准。涉及危险化学品的生产、运输、储存、销售、使用、废弃物的处置等,企业要落实安全生产主体责任,强化危险化学品全过程管理。鼓励发展安全、节能、环保的汽车产品。

3. 鼓励企业建立消费品有害物质限量披露及质量安全事故监测和报告制度,提高装饰装修材料、日用化学品、儿童玩具和用品等消费品的安全标准,减少消费品造成的伤害。

4. 公共场所应定期清洗集中空调和新风系统。健身娱乐场所建议安装新风系统或空气净化装置,重污染天气时,应根据人员的情况及时开启净化装置补充新风。公共游泳场所定期消毒、换水,以保证人群在清洁的环境中活动。根据气候、环境在公共场所张贴预防跌倒、触电、溺水等警示标识,减少意外伤害和跌倒致残,预防意外事故所致一氧化碳、氨气、氯气、消毒杀虫剂等中毒。

5. 针对不同人群,编制环境与健康手册,宣传和普及环境与健康基本理念、基本知识和基本技能,分类制定发布环境污染防护指南、公共场所和室内健康环境指南。

6. 经常性对公众进行防灾减灾、突发事件应对知识和技能的传播和培训,提高自救和互救能力。学校、医院等人员密集的地方应定期开展火灾、地震等自然灾害及突发事件的应急演练。

——政府:

1. 制定健康社区、健康单位(企业)、健康学校等健康细胞工程建设规范和评价指标。建立完善健康城乡监测与评价体系,定期组织开展第三方评估,打造卫生城镇升级版。(卫生健康委牵头,教育部、民政部按职责分工负责)

2. 逐步建立环境与健康的调查、监测和风险评估制度。加强与群众健康密切相关的饮用水、空气、土壤等环境健康影响监测与评价,开展环境污染与疾病关系、健康风险预警以及防护干预研究,加强伤害监测网络建设,采取有效措施预防控制环境污染相关疾病。宣传"人与自然和谐共生"、"人人享有健康环境"理念,普及环境健康知识,营造全社会关心、参与环境健康的良好氛围。(卫生健康委牵头,自然资源部、生态环境部、住房城乡建设部、水利部、农业农村部、市场监管总局、粮食和储备局、林草局等按职责分工负责)

3. 深入开展大气、水、土壤污染防治。修订《中国公民环境与健康素养(试行)》,开展公民环境与健康素养提升和科普宣传工作。(生态环境部牵头,发展改革委、科技部、工业和信息化部、自然资源部、住房城乡建设部、交通运输部、水利部、农业农村部、卫生健康委等按职责分工负责)

4. 加大饮用水工程设施投入、管理和维护,保障饮用水安全。加强城市公共安全基础设施建设,加大固体废弃物回收设施的投入,加强废弃物分类处置管理。加强城乡公共消防设施建设和维护管理,合理规划和建设应急避难场所,加强应急物资储备体系建设。提高企业、医院、学校、大型商场、文体娱乐场所等人员密集区域防灾抗灾及应对突发事件的能力。完善医疗机构无障碍设施。(发展改革委、生态环境部、住房城乡建设部、水利部、文化和旅游部、卫生健康委、应急部、体育总局等按职责分工负责)

5. 组织实施交通安全生命防护工程,提高交通安全技术标准,加强交通安全隐患治理,减少交通伤害事件的发生。(交通运输部牵头,工业和信息化部、公安部、国家铁路局、民航局等按职责分工负责)

6. 加强装饰装修材料、日用化学品、儿童玩具和用品等消费品的安全性评价,完善产品伤害监测体系,提高相关标准,加强消费品绿色安全认证,建立消费品质量安全事故的强制报告制度,加强召回管理力度,强化重点领域质量安全监管。(市场监管总局牵头,工业和信息化部、住房城乡建设部等按职责分工负责)

7. 以复合污染对健康影响和污染健康防护为重点开展攻关研究,着力研发一批关键核心技术,指导公众做好健康防护。(卫生健康委牵头,科技部、生态环境部、气象局等按职责分工负责)

(七)妇幼健康促进行动。

妇幼健康是全民健康的基础。新时期妇幼健康面临新的挑战。出生缺陷不仅严重影响儿童的生命健康和生活质量,而且影响人口健康素质。随着生育政策调整完善,生育需求逐步释放,高危孕产妇比例有所增加,保障母婴安全压力增大。生育全程服务覆盖不广泛,宫颈癌和乳腺癌高发态势仍未扭转,儿童早期发展亟需加强,妇女儿童健康状况在城乡之间、区域之间还存在差异,妇幼健康服务供给能力有待提高。实施妇幼健康促进行动,是保护妇女儿童健康权益,促进妇女儿童全面发展、维护生殖健康的重要举措,有助于从源头和基础上提高国民健康水平。

行动目标:

到 2022 年和 2030 年,婴儿死亡率分别控制在 7.5‰ 及以下和 5‰ 及以下;5 岁以下儿童死亡率分别控制在 9.5‰ 及以下和 6‰ 及以下;孕产妇死亡率分别下降到 18/10 万及以下和 12/10 万及以下;产前筛查率分别达到 70% 及以上和 80% 及以上;新生儿遗传代谢性疾病筛查率达到 98% 及以上;新生儿听力筛查率达到 90% 及以上;先天性心脏病、唐氏综合征、耳聋、神经管缺陷、地中海贫血等严重出生缺陷得到有效控制;7 岁以下儿童健康管理率分别达到 85% 以上和 90% 以上;农村适龄妇女宫颈癌和乳腺癌(以下简称"两癌")筛查覆盖率分别达到 80% 及以上和 90% 及以上。

提倡适龄人群主动学习掌握出生缺陷防治和儿童早期发展知识;主动接受婚前医学检查和孕前优生健康检查;倡导 0~6 个月婴儿纯母乳喂养,为 6 个月以上婴儿适时合理添加辅食。

——个人和家庭:

1. 积极准备,孕育健康新生命。主动了解妇幼保健和出生缺陷防治知识,充分认识怀孕和分娩是人类繁衍的正常生理过程,建议做到有计划、有准备。积极参加婚前、孕前健康检查,选择最佳的生育年龄,孕前 3 个月至孕后 3 个月补充叶酸。预防感染、戒烟戒酒、避免接触有毒有害物质和放射线。

2. 定期产检,保障母婴安全。发现怀孕要尽早到医疗卫生机构建档建册,进行妊娠风险筛查与评估,按照不同风险管理要求主动按时接受孕产期保健服务,掌握孕产期自我保健知识和技能。孕期至少接受 5 次产前检查(孕早期 1 次,孕中期 2 次,孕晚期 2 次),有异常情况者建议遵医嘱适当增加检查次数,首次产前检查建议做艾滋病、梅毒和乙肝检查,定期接受产前筛查。35 岁以上的孕妇属于高龄孕妇,高龄高危孕妇建议及时到有资质的医疗机构接受产前诊断服务。怀孕期间,如果出现不适情况,建议立即去医疗卫生机构就诊。孕妇宜及时住院分娩,提倡自然分娩,减少非医学需要的剖宫产。孕妇宜保证合理膳食,均衡营养,维持合理体重。保持积极心态,放松心情有助于预防孕期和产后抑郁。产后 3~7 天和 42 天主动接受社区医生访视,并结合自身情况,选择合适的避孕措施。

3. 科学养育,促进儿童健康成长。强化儿童家长为儿童健康第一责任人的理念,提高儿童家长健康素养。母乳是婴儿理想的天然食物,孩子出生后尽早开始母乳喂养,尽量纯母乳喂养 6 个月,6 个月后逐渐给婴儿补充富含铁的泥糊状食物,1 岁以下婴儿不宜食用鲜奶。了解儿童发展特点,理性看待孩子间的差异,尊重每个孩子自身的发展节奏和特点,理解并尊重孩子的情绪和需求,为儿童提供安全、有益、有趣的成长环境。避免儿童因压力过大、缺乏运动、缺乏社交等因素影响大脑发育,妨碍心理成长。发现儿童心理行为问题,不要过于紧张或过分忽视,建议及时向专业人员咨询、求助。避免儿童发生摔伤、烧烫伤、窒息、中毒、触电、溺水、动物抓咬等意外伤害。

4. 加强保健,预防儿童疾病。做好儿童健康管理,按照免疫规划程序进行预防接种。接受苯丙酮尿症、先天性甲状腺功能减低症和听力障碍等新生儿疾病筛查和视力、听力、智力、肢体残疾及孤独症筛查等 0~6 岁儿童残疾筛查,筛查阳性者需主动接受随访、确诊、治疗和干预。3 岁以下儿童应到乡镇卫生院或社区卫生服务中心接受 8 次健康检查,4~6 岁儿童每年应接受一次健康检查。

5. 关爱女性,促进生殖健康。建议女性提高生殖健康意识和能力,主动获取青春期、生育期、更年期和老年期保健相关知识,注意经期卫生,熟悉生殖道感染、乳腺疾病和宫颈癌等妇女常见疾病的症状和预防知识。建议家属加强对特殊时期妇女的心理关怀。掌握避孕方法知情选择,知晓各种避孕方法,了解自己使用的避孕方法的注意事项。认识到促进生殖健康对个人、家庭和社会的影响,增强性道德、性健康、性安全意识,拒绝不安全性行为,避免意外妊娠、过早生育以及性相关疾病传播。

——社会和政府:

1. 完善妇幼健康服务体系,实施妇幼健康和计划生育服务保障工程,以中西部和贫困地区为重点,加强妇幼保健机构基础设施建设,确保省、市、县三级均有 1 所标准化妇幼保健机构。加强儿科、产科、助产等急需紧缺人才培养,增强岗位吸引力。(卫生健康委牵头,发展改革委、教育部、财政部、人力资源社会保障部按职责分工负责)

2. 加强婚前、孕前、孕产期、新生儿期和儿童期保健工作,推广使用《母子健康手册》,为妇女儿童提供系统、规范的服务。健全出生缺陷防治网络,提高出生缺陷综合防治服务可及性。(卫生健康委负责)

3. 大力普及妇幼健康科学知识,推广婚姻登记、婚前医学检查和生育指导"一站式"服务模式。做好人工流产后避孕服务,规范产后避孕服务,提高免费避孕药具发放服务可及性。加强女职工劳动保护,避免准备怀孕和孕期、哺乳期妇女接触有毒有害物质和放射线。推动建设孕妇休息室、母婴室等设施。(卫生健康委牵头,民政部、全国总工会、全国妇联按职责分工负责)

4. 为拟生育家庭提供科学备孕及生育力评估指导、孕前优生服务,为生育困难的夫妇提供不孕不育诊治,指导科学备孕。落实国家免费孕前优生健康检查,推动城乡居民全覆盖。广泛开展产前筛查,普及产前筛查适宜技术,规范应用高通量基因测序等技术,逐步实现怀孕妇女孕 28 周前在自愿情况下至少接受 1 次产前筛查。在高发省份深入开展地中海贫血防控项目,逐步扩大覆盖范围。对确诊的先天性心脏病、唐氏综合征、神经管缺陷、地中海贫血等严重出生缺陷病例,及时给予医学指导和建议。(卫生健康委牵头,财政部按职责负责)

5. 落实妊娠风险筛查评估、高危专案管理、危急重症救治、孕产妇死亡个案报告和约谈通报 5 项制度,加强危重孕产妇和新生儿救治保障能力建设,健全救治会诊、转诊等机制。孕产妇和新生儿按规定参加基本医疗保险、大病保险,并按规定享受相关待遇,符合条件的可享受医疗救助补助政策。对早产儿进行专案管理,在贫困地区开展新生儿安全等项目。(卫生健康委牵头,发展改革委、财政部、医保局按职责分工负责)

6. 全面开展新生儿疾病筛查,加强筛查阳性病例的随访、确诊、治疗和干预,提高确诊病例治疗率,逐步扩大新生儿疾病筛查病种范围。继续开展先天性结构畸形和遗传代谢病救助项目,聚焦严重多发、可筛可治、技术成熟、预后良好、费用可控的出生缺陷重点病种,开展筛查、诊断、治疗和贫困救助全程服务试点。建立新生儿及儿童致残性疾病和出生缺陷筛查、诊断、干预一体化工作

机制。(卫生健康委牵头,财政部、中国残联按职责分工负责)

7. 做实 0~6 岁儿童健康管理,规范开展新生儿访视,指导家长做好新生儿喂养、护理和疾病预防。实施婴幼儿喂养策略,创新爱婴医院管理,将贫困地区儿童营养改善项目覆盖到所有贫困县。引导儿童科学均衡饮食,加强体育锻炼,实现儿童肥胖综合预防和干预。加强托幼机构卫生保健业务指导和监督工作。(卫生健康委牵头,发展改革委、教育部按职责分工负责)

8. 加强儿童早期发展服务,结合实施基本公共卫生服务项目,推动儿童早期发展均等化,促进儿童早期发展服务进农村、进社区、进家庭,探索适宜农村儿童早期发展的服务内容和模式。提高婴幼儿照护的可及性。完善残疾儿童康复救助制度。加强残疾人专业康复机构、康复医疗机构和基层医疗康复设施、人才队伍建设,健全衔接协作机制,不断提高康复保障水平。(卫生健康委牵头,发展改革委、教育部、财政部、全国妇联、中国残联按职责分工负责)

9. 以贫困地区为重点,逐步扩大农村妇女"两癌"筛查项目覆盖面,继续实施预防艾滋病、梅毒和乙肝母婴传播项目,尽快实现消除艾滋病母婴传播的目标。以肺炎、腹泻、贫血、哮喘、龋齿、视力不良、心理行为问题等为重点,推广儿童疾病综合管理适宜技术。(卫生健康委牵头,财政部、全国妇联按职责分工负责)

10. 在提供妇幼保健服务的医疗机构积极推广应用中医药适宜技术和方法,开展中成药合理使用和培训。扩大中医药在孕育调养、产后康复等方面应用。充分发挥中医药在儿童医疗保健服务中的作用。加强妇女儿童疾病诊疗中西医临床协作,提高疑难病、急危重症诊疗水平。(中医药局牵头,卫生健康委按职责负责)

(八)中小学健康促进行动。

中小学生处于成长发育的关键阶段。加强中小学健康促进,增强青少年体质,是促进中小学生健康成长和全面发展的需要。根据 2014 年中国学生体质与健康调研结果,我国 7~18 岁城市男生和女生的肥胖检出率分别为 11.1% 和 5.8%,农村男生和女生的肥胖检出率分别为 7.7% 和 4.5%。2018 年全国儿童青少年总体近视率为 53.6%。其中,6 岁儿童为 14.5%,小学生为 36.0%,初中生为 71.6%,高中生为 81.0%。中小学生肥胖、近视等健康问题突出。

此外,随着成长发育,中小学生自我意识逐渐增强,认知、情感、意志、个性发展逐渐成熟,人生观、世界观、价值观逐渐形成。因此,在此期间有效保护、积极促进其身心健康成长意义重大。

行动目标:

到 2022 年和 2030 年,国家学生体质健康标准达标优良率分别达到 50% 及以上和 60% 及以上;全国儿童青少年总体近视率力争每年降低 0.5 个百分点以上和新发近视率明显下降;小学生近视率下降到 38% 以下;符合要求的中小学体育与健康课程开课率达到 100%;中小学生每天校内体育活动时间不少于 1 小时;学校眼保健操普及率达到 100%;寄宿制中小学校或 600 名学生以上的非寄宿制中小学校配备专职卫生专业技术人员、600 名学生以下的非寄宿制中小学校配备专兼职保健教师或卫生专业技术人员的比例分别达到 70% 及以上和 90% 及以上;未配齐卫生专业技术人员的学校应由当地政府统一建立基层医疗卫生机构包片制度,实现中小学校全覆盖;配备专兼职心理健康工作人员的中小学校比例分别达到 80% 以上和 90% 以上;将学生体质健康情况纳入对学校绩效考核,与学校负责人奖惩挂钩,将高中体育科目纳入高中学业水平测试或高考综合评价体系;鼓励高校探索在特殊类型招生中增设体育科目测试。

提倡中小学生每天在校外接触自然光时间 1 小时以上;小学生、初中生、高中生每天睡眠时间分别不少于 10、9、8 个小时;中小学生非学习目的使用电子屏幕产品单次不宜超过 15 分钟,每天累计不宜超过 1 小时;学校鼓励引导学生达到《国家学生体质健康标准》良好及以上水平。

——个人：

1. 科学运动。保证充足的体育活动,减少久坐和视屏(观看电视,使用电脑、手机等)时间。课间休息,要离开座位适量活动。每天累计至少 1 小时中等强度及以上的运动,培养终身运动的习惯。

2. 注意用眼卫生。主动学习掌握科学用眼护眼等健康知识,养成健康用眼习惯。保持正确读写姿势。握笔的指尖离笔尖一寸、胸部离桌子一拳,书本离眼一尺,保持读写坐姿端正。读写要在采光良好、照明充足的环境中进行。白天学习时,充分利用自然光线照明,避免光线直射在桌面上。晚上学习时,同时打开台灯和房间大灯。读写连续用眼时间不宜超过 40 分钟。自觉减少电子屏幕产品使用。避免不良用眼行为,不在走路、吃饭、躺卧时,晃动的车厢内,光线暗弱或阳光直射下看书或使用电子屏幕产品。自我感觉视力发生明显变化时,及时告知家长和教师,尽早到眼科医疗机构检查和治疗。

3. 保持健康体重。学会选择食物和合理搭配食物的生活技能。每天吃早餐,合理选择零食,在两餐之间可选择适量水果、坚果或酸奶等食物作为零食。足量饮水,首选白开水,少喝或不喝含糖饮料。自我监测身高、体重等生长发育指标,及早发现、科学判断是否出现超重、肥胖等健康问题。

4. 了解传染病防控知识,增强体质,预防传染病,特别是预防常见呼吸道传染病。

5. 掌握科学的应对方法,促进心理健康。保持积极向上的健康心理状态,积极参加文体活动和社会实践。了解不良情绪对健康的影响,掌握调控情绪的基本方法。正确认识心理问题,学会积极暗示,适当宣泄,可以通过深呼吸或找朋友倾诉、写日记、画画、踢球等方式,将心中郁积的不良情绪如痛苦、委屈、愤怒等发泄出去,可向父母、老师、朋友等寻求帮助,还可主动接受心理辅导(心理咨询与治疗等)。

6. 合理、安全使用网络,增强对互联网信息的辨别力,主动控制上网时间,抵制网络成瘾。

7. 保证充足的睡眠,不熬夜。科学用耳、注意保护听力。早晚刷牙、饭后漱口,采用正确的刷牙方法,每次刷牙不少于 2 分钟。发生龋齿及时提醒家长陪同就医。不吸烟,拒吸二手烟,帮助家长戒烟。增强自身安全防范意识,掌握伤害防范的知识与技能,预防交通伤害、校园暴力伤害、溺水、性骚扰性侵害等。远离不安全性行为。不以任何理由尝试毒品。

——家庭:

1. 通过亲子读书、参与讲座等多种方式给予孩子健康知识,以身作则,带动和帮助孩子形成良好健康行为,合理饮食,规律作息,每天锻炼。

2. 注重教养方式方法,既不溺爱孩子,也不粗暴对待孩子。做孩子的倾听者,帮助孩子正确面对问题、处理问题,关注孩子的心理健康。

3. 保障孩子睡眠时间,确保小学生每天睡眠 10 个小时、初中生 9 个小时、高中生 8 个小时,减少孩子近距离用眼和看电子屏幕时间。

4. 营造良好的家庭体育运动氛围,积极引导孩子进行户外活动或体育锻炼,确保孩子每天在校外接触自然光的时间达到 1 小时以上。鼓励支持孩子参加校外多种形式的体育活动,督促孩子认真完成寒暑假体育作业,使其掌握 1~2 项体育运动技能,引导孩子养成终身锻炼习惯。

5. 建议家长陪伴孩子时尽量减少使用电子屏幕产品。有意识地控制孩子特别是学龄前儿童使用电子屏幕产品,非学习目的的电子屏幕产品使用单次不宜超过 15 分钟,每天累计不宜超过 1 小时,使用电子屏幕产品学习 30~40 分钟后,建议休息远眺放松 10 分钟,年龄越小,连续使用电子屏幕产品的时间应越短。

6. 切实减轻孩子家庭和校外学业负担,不要盲目参加课外培训、跟风报班,建议根据孩子兴趣爱好合理选择。

7. 保障营养质量。鼓励孩子不挑食、不偏食，根据孩子身体发育情况均衡膳食，避免高糖、高盐、高油等食品的摄入。

8. 随时关注孩子健康状况，发现孩子出现疾病早期征象时，及时咨询专业人员或带其到医疗机构检查。

——学校：

1. 严格依据国家课程方案和课程标准组织安排教学活动，小学一二年级不布置书面家庭作业，三至六年级书面家庭作业完成时间不得超过 60 分钟，初中不得超过 90 分钟，高中阶段也要合理安排作业时间。

2. 全面推进义务教育学校免试就近入学全覆盖。坚决控制义务教育阶段校内统一考试次数，小学一二年级每学期不得超过 1 次，其他年级每学期不得超过 2 次。

3. 改善教学设施和条件，为学生提供符合健康要求的学习环境。加快消除"大班额"现象。每月调整学生座位，每学期对学生课桌椅高度进行个性化调整，使其适应学生生长发育变化。

4. 中小学校要严格组织全体学生每天上下午各做 1 次眼保健操。教师要教会学生掌握正确的执笔姿势，督促学生读写时坐姿端正，监督并随时纠正学生不良读写姿势。教师发现学生出现看不清黑板、经常揉眼睛等迹象时，要了解其视力情况。

5. 强化体育课和课外锻炼，确保中小学生在校时每天 1 小时以上体育活动时间。严格落实国家体育与健康课程标准，确保小学一二年级每周 4 课时，三至六年级和初中每周 3 课时，高中阶段每周 2 课时。中小学校每天安排 30 分钟大课间体育活动。有序组织和督促学生在课间时到室外活动或远眺，防止学生持续疲劳用眼。

6. 根据学校教育的不同阶段，设置相应的体育与健康教育课程，向学生教授健康行为与生活方式、疾病防控、心理健康、生长发育与青春期保健、安全应急与避险等知识，提高学生健康素养，积极利用多种形式对学生和家长开展健康教育。培训培养健康教育教师,开发和拓展健康教育课程资源。

7. 指导学生科学规范使用电子屏幕产品,养成信息化环境下良好的学习和用眼卫生习惯。严禁学生将个人手机、平板电脑等电子屏幕产品带入课堂,带入学校的要进行统一保管。使用电子屏幕产品开展教学时长原则上不超过教学总时长的30%,原则上采用纸质作业。

8. 加强医务室(卫生室、校医院、保健室等)力量,按标准配备校医和必要的设备。加强中小学校重点传染病防治知识宣传和防控工作,严格落实学校入学体检和因病缺勤病因追查及登记制度,减少学校流行性感冒、结核病等传染病聚集性疫情发生。严格落实学生健康体检制度,提醒身体健康状况有问题的学生到医疗机构检查。加强对学生营养管理和营养指导,开展针对学生的营养健康教育,中小学校食堂禁止提供高糖食品,校园内限制销售含糖饮料并避免售卖高盐、高糖及高脂食品,培养健康的饮食行为习惯。

9. 中小学校配备专兼职心理健康工作人员。关心留守儿童、流动儿童心理健康,为学生提供及时的心理干预。

——政府:

1. 研究修订《学校卫生工作条例》和《中小学健康教育指导纲要》等,制定《学校食品安全和营养健康管理规定》等,进一步健全学校体育卫生发展制度和体系。制定健康学校标准,开展健康学校建设。深化学校体育、健康教育教学改革,全国中小学普遍开设体育与健康教育课程。根据学生的成长规律和特点,分阶段确定健康教育内容并纳入评价范围,做到教学计划、教学材料、课时、师资"四到位",逐步覆盖所有学生。(教育部牵头,卫生健康委等按职责分工负责)

2. 加强现有中小学卫生保健机构建设,按照标准和要求强化人员和设备配备。保障师生在校用餐食品安全和营养健康,加强义务教育学校食堂建设。坚决治理规范校外培训机构,每年对校

外培训机构教室采光照明、课桌椅配备、电子屏幕产品等达标情况开展全覆盖专项检查。(教育部牵头,卫生健康委按职责负责)

3. 全面加强全国儿童青少年视力健康及其相关危险因素监测网络、数据收集与信息化建设。组建全国儿童青少年近视防治和视力健康专家队伍,科学指导儿童青少年近视防治和视力健康管理工作。按照采光和照明国家有关标准要求,对学校、托幼机构和校外培训机构教室(教学场所)以"双随机"方式进行抽检、记录并公布。建立基层医疗卫生机构包片联系中小学校制度。(卫生健康委牵头,教育部按职责负责)

4. 积极引导支持社会力量开展各类儿童青少年体育活动,有针对性地开展各类冬(夏)令营、训练营和体育赛事等,吸引儿童青少年广泛参加体育运动。(发展改革委、教育部、体育总局、共青团中央按职责分工负责)

5. 实施网络游戏总量调控,控制新增网络游戏上网运营数量,鼓励研发传播集知识性、教育性、原创性、技能性、趣味性于一体的优秀网络游戏作品,探索符合国情的适龄提示制度,采取措施限制未成年人使用时间。(中央网信办、工业和信息化部、国家新闻出版署按职责分工负责)

6. 完善学生健康体检制度和学生体质健康监测制度。把学校体育工作和学生体质健康状况纳入对地方政府、教育行政部门和学校的考核评价体系,与学校负责人奖惩挂钩。把学生健康知识、急救知识,特别是心肺复苏纳入考试内容,把健康知识、急救知识的掌握程度和体质健康测试情况作为学校学生评优评先、毕业考核和升学的重要指标,将高中体育科目纳入高中学业水平测试或高考综合评价体系,鼓励高校探索在特殊类型招生中增设体育科目测试。(教育部牵头,卫生健康委按职责负责)

(九)职业健康保护行动。

我国是世界上劳动人口最多的国家,2017 年我国就业人口

7.76 亿人，占总人口的 55.8%，多数劳动者职业生涯超过其生命周期的二分之一。工作场所接触各类危害因素引发的职业健康问题依然严重，职业病防治形势严峻、复杂，新的职业健康危害因素不断出现，疾病和工作压力导致的生理、心理等问题已成为亟待应对的职业健康新挑战。实施职业健康保护行动，强化政府监管职责，督促用人单位落实主体责任，提升职业健康工作水平，有效预防和控制职业病危害，切实保障劳动者职业健康权益，对维护全体劳动者身体健康、促进经济社会持续健康发展至关重要。

行动目标：

到 2022 年和 2030 年，劳动工时制度得到全面落实；工伤保险参保人数稳步提升，并于 2030 年实现工伤保险法定人群参保全覆盖；接尘工龄不足 5 年的劳动者新发尘肺病报告例数占年度报告总例数的比例实现明显下降并持续下降；辖区职业健康检查和职业病诊断服务覆盖率分别达到 80% 及以上和 90% 及以上；重点行业的用人单位职业病危害项目申报率达到 90% 及以上；工作场所职业病危害因素检测率达到 85% 及以上，接触职业病危害的劳动者在岗期间职业健康检查率达到 90% 及以上；职业病诊断机构报告率达到 95% 及以上。

提倡重点行业劳动者对本岗位主要危害及防护知识知晓率达到 90% 及以上并持续保持；鼓励各用人单位做好员工健康管理、评选"健康达人"，其中国家机关、学校、医疗卫生机构、国有企业等用人单位应支持员工率先树立健康形象，并给予奖励；对从事长时间、高强度重复用力、快速移动等作业方式以及视屏作业的人员，采取推广先进工艺技术、调整作息时间等措施，预防和控制过度疲劳和工作相关肌肉骨骼系统疾病的发生；采取综合措施降低或消除工作压力。

——劳动者个人：

1. 倡导健康工作方式。积极传播职业健康先进理念和文化。国家机关、学校、医疗卫生机构、国有企业等单位的员工率先树立健康形象,争做"健康达人"。

2. 树立健康意识。积极参加职业健康培训,学习和掌握与职业健康相关的各项制度、标准,了解工作场所存在的危害因素,掌握职业病危害防护知识、岗位操作规程、个人防护用品的正确佩戴和使用方法。

3. 强化法律意识,知法、懂法。遵守职业病防治法律、法规、规章。接触职业病危害的劳动者,定期参加职业健康检查;罹患职业病的劳动者,建议及时诊断、治疗,保护自己的合法权益。

4. 加强劳动过程防护。劳动者在生产环境中长期接触粉尘、化学危害因素、放射性危害因素、物理危害因素、生物危害因素等可能引起相关职业病。建议接触职业病危害因素的劳动者注意各类危害的防护,严格按照操作规程进行作业,并自觉、正确地佩戴个人职业病防护用品。

5. 提升应急处置能力。学习掌握现场急救知识和急性危害的应急处置方法,能够做到正确的自救、互救。

6. 加强防暑降温措施。建议高温作业、高温天气作业等劳动者注意预防中暑。可佩戴隔热面罩和穿着隔热、通风性能良好的防热服,注意使用空调等防暑降温设施进行降温。建议适量补充水、含食盐和水溶性维生素等防暑降温饮料。

7. 长时间伏案低头工作或长期前倾坐姿职业人群的健康保护。应注意通过伸展活动等方式缓解肌肉紧张,避免颈椎病、肩周炎和腰背痛的发生。在伏案工作时,需注意保持正确坐姿,上身挺直;调整椅子的高低,使双脚刚好合适地平踩在地面上。长时间使用电脑的,工作时电脑的仰角应与使用者的视线相对,不宜过分低头或抬头,建议每隔 1~2 小时休息一段时间,向远处眺望,活动腰部和颈部,做眼保健操和工间操。

8. 教师、交通警察、医生、护士等以站姿作业为主的职业人群的健康保护。站立时,建议两腿重心交替使用,防止静脉曲张,建议通过适当走动等方式保持腰部、膝盖放松,促进血液循环;长时间用嗓的,注意补充水分,常备润喉片,预防咽喉炎。

9. 驾驶员等长时间固定体位作业职业人群的健康保护。建议合理安排作业时间,做到规律饮食,定时定量;保持正确的作业姿势,将座位调整至适当的位置,确保腰椎受力适度,并注意减少震动,避免颈椎病、肩周炎、骨质增生、坐骨神经痛等疾病的发生;作业期间注意间歇性休息,减少憋尿,严禁疲劳作业。

——用人单位:

1. 鼓励用人单位为劳动者提供整洁卫生、绿色环保、舒适优美和人性化的工作环境,采取综合预防措施,尽可能减少各类危害因素对劳动者健康的影响,切实保护劳动者的健康权益。倡导用人单位评选"健康达人",并给予奖励。

2. 鼓励用人单位在适宜场所设置健康小贴士,为单位职工提供免费测量血压、体重、腰围等健康指标的场所和设施,一般情况下,开会时间超过 2 小时安排休息 10~15 分钟。鼓励建立保护劳动者健康的相关制度,如:工间操制度、健身制度、无烟单位制度等。根据用人单位的职工人数和职业健康风险程度,依据有关标准设置医务室、紧急救援站、有毒气体防护站,配备急救箱等装备。

3. 新建、扩建、改建建设项目和技术改造、技术引进项目可能产生职业病危害的,建设单位应当依法依规履行建设项目职业病防护设施"三同时"(即建设项目的职业病防护设施与主体工程同时设计、同时施工、同时投入生产和使用)制度。鼓励用人单位优先采用有利于防治职业病和保护员工健康的新技术、新工艺、新设备、新材料,不得生产、经营、进口和使用国家明令禁止使用的可能产生职业病危害的设备或材料。对长时间、高强度、重复用力、快速移动等作业方式,采取先进工艺技术、调整作息时间等措施,预防和控制过度疲劳和相关疾病发生。采取综合措施降低或消除工作压力,预防和控制其可能产生的不良健康影响。

4. 产生职业病危害的用人单位应加强职业病危害项目申报、日常监测、定期检测与评价,在醒目位置设置公告栏,公布工作场所职业病危害因素检测结果和职业病危害事故应急救援措施等内容,对产生严重职业病危害的作业岗位,应当在其醒目位置,设置警示标识和中文警示说明。

5. 产生职业病危害的用人单位应建立职业病防治管理责任制,健全岗位责任体系,做到责任到位、投入到位、监管到位、防护到位、应急救援到位。用人单位应当根据存在的危害因素,设置或者指定职业卫生管理机构,配备专兼职的职业卫生管理人员,开展职业病防治、职业健康指导和管理工作。

6. 用人单位应建立完善的职业健康监护制度,依法组织劳动者进行职业健康检查,配合开展职业病诊断与鉴定等工作。对女职工定期进行妇科疾病及乳腺疾病的查治。

7. 用人单位应规范劳动用工管理,依法与劳动者签订劳动合同,合同中应明确劳动保护、劳动条件和职业病危害防护、女职工劳动保护及女职工禁忌劳动岗位等内容。用人单位应当保证劳动者休息时间,依法安排劳动者休假,落实女职工产假、产前检查及哺乳时间,杜绝违法加班;要依法按时足额缴纳工伤保险费。鼓励用人单位组建健康指导人员队伍,开展职工健康指导和管理工作。

——政府:

1. 研究修订《中华人民共和国职业病防治法》等法律法规,制修订职业病防治部门规章。梳理、分析、评估现有职业健康标准,以防尘、防毒、防噪声、防辐射为重点,以强制性标准为核心,研究制定、修订出台更严格、有效的国家职业健康标准和措施,完善职业病防治法规标准体系。加强对新型职业危害的研究识别、评价与控制,组织开展相关调查,研究制定规范标准,提出防范措施,适时纳入法定管理,以应对产业转型、技术进步可能产生的职业健康新问题。(卫生健康委牵头,科技部、司法部、市场监管总局按职责分工负责)

2. 研发、推广有利于保护劳动者健康的新技术、新工艺、新设备和新材料。以职业性尘肺病、噪声聋、化学中毒为重点,在矿山、建材、金属冶炼、化工等行业领域开展专项治理。严格源头控制,引导职业病危害严重的用人单位进行技术改造和转型升级。推动各行业协会制订并实施职业健康守则。(卫生健康委牵头,发展改革委、科技部、工业和信息化部、国务院国资委按职责分工负责)

3. 完善职业病防治技术支撑体系,按照区域覆盖、合理配置的原则,加强职业病防治机构建设,做到布局合理、功能健全。设区的市至少有1家医疗卫生机构承担本辖区内职业病诊断工作,县级行政区域原则上至少有1家医疗卫生机构承担本辖区职业健康检查工作。充分发挥各类职业病防治机构在职业健康检查、职业病诊断和治疗康复、职业病危害监测评价、职业健康风险评估等方面的作用,健全分工协作、上下联动的工作机制。加强专业人才队伍建设,鼓励高等院校扩大职业卫生及相关专业招生规模。推动企业职业健康管理队伍建设,提升企业职业健康管理能力。(卫生健康委牵头,发展改革委、教育部、财政部、人力资源社会保障部按职责分工负责)

4. 加强职业健康监管体系建设,健全职业健康监管执法队伍,重点加强县(区)、乡镇(街道)等基层执法力量,加强执法装备建设。加大用人单位监管力度,督促用人单位切实落实职业病防治主体责任。(卫生健康委牵头,发展改革委、财政部按职责分工负责)

5. 以农民工尘肺病为切入点,进一步加强对劳务派遣用工单位职业病防治工作的监督检查,优化职业病诊断程序和服务流程,提高服务质量。对加入工伤保险的尘肺病患者,加大保障力度;对未参加工伤保险的,按规定通过医疗保险、医疗救助等保障其医疗保障合法权益。加强部门间信息共享利用,及时交流用人单位职业病危害、劳动者职业健康和工伤保险等信息数据。(卫生健康委牵头,发展改革委、民政部、人力资源社会保障部、医保局按职责分工负责)

6. 改进职业病危害项目申报工作,建立统一、高效的监督执法信息管理机制。建立完善工作场所职业病危害因素检测、监测和职业病报告网络。适时开展工作场所职业病危害因素监测和职业病专项调查,系统收集相关信息。开展"互联网 + 职业健康"信息化建设,建立职业卫生和放射卫生大数据平台,利用信息化提高监管效率。(卫生健康委牵头,发展改革委、财政部按职责分工负责)

7. 将"健康企业"建设作为健康城市建设的重要内容,逐步拓宽丰富职业健康范围,积极研究将工作压力、肌肉骨骼疾病等新职业病危害纳入保护范围。推进企业依法履行职业病防治等相关法定责任和义务,营造企业健康文化,履行企业社会责任,有效保障劳动者的健康和福祉。(卫生健康委牵头,人力资源社会保障部、国务院国资委、全国总工会、全国妇联按职责分工负责)

(十)老年健康促进行动。

我国是世界上老年人口最多的国家。截至 2018 年底,我国 60 岁及以上老年人口约 2.49 亿,占总人口的 17.9%;65 岁及以上人口约 1.67 亿,占总人口的 11.9%。我国老年人整体健康状况不容乐观,近 1.8 亿老年人患有慢性病,患有一种及以上慢性病的比例高达 75%。失能、部分失能老年人约 4 000 万。开展老年健康促进行动,对于提高老年人的健康水平、改善老年人生活质量、实现健康老龄化具有重要意义。

行动目标:

到 2022 年和 2030 年,65~74 岁老年人失能发生率有所下降;65 岁及以上人群老年期痴呆患病率增速下降;二级以上综合性医院设老年医学科比例分别达到 50% 及以上和 90% 及以上;三级中医医院设置康复科比例分别达到 75% 和 90%;养老机构以不同形式为入住老年人提供医疗卫生服务比例、医疗机构为老年人提供挂号就医等便利服务绿色通道比例分别达到 100%;加强社区日间照料中心等社区养老机构建设,为居家养老提供依托;逐步建立支持家庭养老的政策体系,支持成年子女和老年父母共同生活,推动夯实居家社区养老服务基础。

提倡老年人知晓健康核心信息;老年人参加定期体检,经常监测呼吸、脉搏、血压、大小便情况,接受家庭医生团队的健康指导;鼓励和支持老年大学、老年活动中心、基层老年协会、有资质的社会组织等为老年人组织开展健康活动;鼓励和支持社会力量参与、兴办居家养老服务机构。

——个人和家庭:

1. 改善营养状况。主动学习老年人膳食知识,精心设计膳食,选择营养食品,保证食物摄入量充足,吃足量的鱼、虾、瘦肉、鸡蛋、牛奶、大豆及豆制品,多晒太阳,适量运动,有意识地预防营养缺乏,延缓肌肉衰减和骨质疏松。老年人的体重指数(BMI)在全人群正常值偏高的一侧为宜,消瘦的老年人可采用多种方法增加食欲和进食量,吃好三餐,合理加餐。消化能力明显降低的老年人宜制作细软食物,少量多餐。

2. 加强体育锻炼。选择与自身体质和健康状况相适应的运动方式,量力而行地进行体育锻炼。在重视有氧运动的同时,重视肌肉力量练习和柔韧性锻炼,适当进行平衡能力锻炼,强健骨骼肌肉系统,预防跌倒。参加运动期间,建议根据身体健康状况及时调整运动量。

3. 参加定期体检。经常监测呼吸、脉搏、血压、大小便情况,发现异常情况及时做好记录,必要时就诊。积极配合家庭医生团队完成健康状况评估、体格检查、辅助检查,了解自身脑、心、肺、胃、肝、肾等主要器官的功能情况,接受家庭医生团队的健康指导。

4. 做好慢病管理。患有慢性病的老年人应树立战胜疾病的信心,配合医生积极治疗,主动向医生咨询慢性病自我管理的知识、技能,并在医生指导下,做好自我管理,延缓病情进展,减少并发症,学习并运用老年人中医饮食调养,改善生活质量。

5. 促进精神健康。了解老年是生命的一个过程,坦然面对老年生活身体和环境的变化。多运动、多用脑、多参与社会交往,通过健康的生活方式延缓衰老、预防精神障碍和心理行为问题。老年人及其家属要了解老年期痴呆等疾病的有关知识,发现可疑症状及时到专业机构检查,做到早发现、早诊断、早治疗。一旦确诊老年人患有精神疾病,家属应注重对患者的关爱和照护,帮助患者积极遵循治疗训练方案。对认知退化严重的老年人,要照顾好其饮食起居,防止走失。

6. 注意安全用药。老年人共病发病率高,且药物代谢、转化、排泄能力下降,容易发生药物不良反应。生病及时就医,在医生指导下用药。主动监测用药情况,记录用药后主观感受和不良反应,复诊时及时向医生反馈。

7. 注重家庭支持。提倡家庭成员学习了解老年人健康维护的相关知识和技能,照顾好其饮食起居,关心关爱老年人心理、身体和行为变化情况,及早发现异常情况,及时安排就诊,并使家居环境保证足够的照明亮度,地面采取防滑措施并保持干燥,在水池旁、马桶旁、浴室安装扶手,预防老年人跌倒。

——社会:

1. 全社会进一步关注和关爱老年人,构建尊老、孝老的社区环境,鼓励老年大学、老年活动中心、基层老年协会、有资质的社会组织等宣传心理健康知识,组织开展有益身心的活动;培训专兼职社会工作者和心理工作者。引入社会力量,为有需要的老年人提供心理辅导、情绪疏解、悲伤抚慰等心理健康服务。

2. 支持社会组织为居家、社区、机构的失能、部分失能老人提供照护和精神慰藉服务。鼓励和支持社会力量参与、兴办居家养老服务。

3. 鼓励和支持科研机构与高新技术企业深度合作,充分运用互联网、物联网、大数据等信息技术手段,开展大型队列研究,研究判定与预测老年健康的指标、标准与方法,研发可穿戴老年人健康支持技术和设备。

4. 鼓励健康服务相关企业结合老年人身心特点,大力开展健康养生、健康体检、咨询管理、体质测定、体育健身、运动康复、健康旅游等多样化服务。

——政府:

1. 开展老年健身、老年保健、老年疾病防治与康复等内容的教育活动。积极宣传适宜老年人的中医养生保健方法。加强老年人自救互救卫生应急技能训练。推广老年期常见疾病的防治适宜技术,开展预防老年人跌倒等干预和健康指导。(卫生健康委牵头,民政部、文化和旅游部、体育总局、中医药局等按职责分工负责)

2. 实施老年人心理健康预防和干预计划,为贫困、空巢、失能、失智、计划生育特殊家庭和高龄独居老年人提供日常关怀和心理支持服务。加强对老年严重精神障碍患者的社区管理和康复治疗,鼓励老年人积极参与社会活动,促进老年人心理健康。(卫生健康委牵头,中医药局按职责负责)

3. 建立和完善老年健康服务体系。优化老年医疗卫生资源配置,鼓励以城市二级医院转型、新建等多种方式,合理布局,积极发展老年医院、康复医院、护理院等医疗机构。推动二级以上综合医院开设老年医学科,增加老年病床位数量,提高老年人医疗卫生服务的可及性。(发展改革委、卫生健康委按职责分工负责)

4. 强化基层医疗卫生服务网络功能,发挥家庭医生(团队)作用,为老年人提供综合、连续、协同、规范的基本医疗和公共卫生服务。为65岁及以上老年人免费建立健康档案,每年免费提供健康体检。为老年人提供家庭医生签约服务。研究制定上门巡诊、家庭病床的服务标准和操作规范。(民政部、卫生健康委、医保局、中医药局按职责分工负责)

5. 扩大中医药健康管理服务项目的覆盖广度和服务深度,根据老年人不同体质和健康状态提供更多中医养生保健、疾病防治等健康指导。推动中医医院与老年护理院、康复疗养机构等开展合作，推动二级以上中医医院开设老年医学科，增加老年服务资源，提供老年健康服务。（中医药局牵头，卫生健康委按职责负责）

6. 完善医养结合政策，推进医疗卫生与养老服务融合发展，推动发展中医药特色医养结合服务。鼓励养老机构与周边的医疗卫生机构开展多种形式的合作，推动医疗卫生服务延伸至社区、家庭。支持社会力量开办非营利性医养结合服务机构。（卫生健康委牵头，民政部、中医药局按职责分工负责）

7. 全面推进老年医学学科基础研究，提高我国老年医学的科研水平。推行多学科协作诊疗，重视老年综合征和老年综合评估。大力推进老年医学研究中心及创新基地建设，促进医研企共同开展创新性和集成性研究，打造高水平的技术创新与成果转化基地。（科技部、卫生健康委按职责分工负责）

8. 支持高等院校和职业院校开设老年医学相关专业或课程，以老年医学、康复、护理、营养、心理和社会工作等为重点，加快培养适应现代老年医学理念的复合型多层次人才。将老年医学、康复、护理人才作为急需紧缺人才纳入卫生人员培训规划，加强专业技能培训。（教育部、卫生健康委按职责分工负责）

9. 加快提出推开长期护理保险制度试点的指导意见。抓紧研究完善照护服务标准体系，建立健全长期照护等级认定标准、项目内涵、服务标准以及质量评价等行业规范和体制机制。（医保局牵头，卫生健康委按职责负责）

10. 逐步建立完善支持家庭养老的政策体系，支持成年子女与老年父母共同生活。从老年人实际需求出发，强化家庭养老功能，从社区层面整合资源，加强社区日间照料中心等居家养老服务机构、场所和相关服务队伍建设，鼓励为老年人提供上门服务，为居家养老提供依托。弘扬敬老、养老、助老的社会风尚。（民政部牵头，文化和旅游部、卫生健康委按职责分工负责）

11. 优化老年人住、行、医、养等环境,营造安全、便利、舒适、无障碍的老年宜居环境。推进老年人社区和居家适老化改造,支持适老住宅建设。(民政部、住房城乡建设部、交通运输部、卫生健康委按职责分工负责)

12. 鼓励专业技术领域人才延长工作年限,各地制定老年人力资源开发利用专项规划,鼓励引导老年人为社会做更多贡献。发挥老年人优良品行传帮带作用,支持老党员、老专家、老军人、老劳模、老干部开展关心教育下一代活动。鼓励老年人参加志愿服务,繁荣老年文化,做到"老有所为"。(中央组织部、民政部、人力资源社会保障部、退役军人部按职责分工负责)

(十一)心脑血管疾病防治行动。

心脑血管疾病具有高患病率、高致残率、高复发率和高死亡率的特点,带来了沉重的社会及经济负担。目前全国现有高血压患者2.7亿、脑卒中患者1 300万、冠心病患者1 100万。高血压、血脂异常、糖尿病,以及肥胖、吸烟、缺乏体力活动、不健康饮食习惯等是心脑血管疾病主要的且可以改变的危险因素。中国18岁及以上居民高血压患病率为25.2%,血脂异常达到40.4%,均呈现上升趋势。对这些危险因素采取干预措施不仅能够预防或推迟心脑血管疾病的发生,而且能够和药物治疗协同作用预防心脑血管疾病的复发。

行动目标:

到2022年和2030年,心脑血管疾病死亡率分别下降到209.7/10万及以下和190.7/10万及以下;30岁及以上居民高血压知晓率分别不低于55%和65%;高血压患者规范管理率分别不低于60%和70%;高血压治疗率、控制率持续提高;所有二级及以上医院卒中中心均开展静脉溶栓技术;35岁及以上居民年度血脂检测率不低于27%和35%;乡镇卫生院、社区卫生服务中心提供6类以上中医非药物疗法的比例达到100%,村卫生室提供4类以上中医非药物疗法的比例分别达到70%和80%;鼓励开展群众性应急救护培训,取得培训证书的人员比例分别提高到 1% 及以上和 3% 及以上。

　　提倡居民定期进行健康体检;18 岁及以上成人定期自我监测血压,血压正常高值人群和其他高危人群经常测量血压;40 岁以下血脂正常人群每 2~5 年检测 1 次血脂,40 岁及以上人群至少每年检测 1 次血脂,心脑血管疾病高危人群每 6 个月检测 1 次血脂。

　　——个人:

　　1. 知晓个人血压。18 岁及以上成人定期自我监测血压,关注血压变化,控制高血压危险因素。超重或肥胖、高盐饮食、吸烟、长期饮酒、长期精神紧张、体力活动不足者等是高血压的高危人群。建议血压为正常高值者(120~139mmHg /80~89mmHg)及早注意控制以上危险因素。建议血压正常者至少每年测量 1 次血压,高危人群经常测量血压,并接受医务人员的健康指导。

　　2. 自我血压管理。在未使用降压药物的情况下,非同日 3 次测量收缩压≥140mmHg 和(或)舒张压≥90mmHg,可诊断为高血压。高血压患者要学会自我健康管理,认真遵医嘱服药,经常测量血压和复诊。

　　3. 注重合理膳食。建议高血压高危人群及患者注意膳食盐的摄入,每日食盐摄入量不超过 5g,并戒酒,减少摄入富含油脂和高糖的食物,限量食用烹调油。

　　4. 酌情量力运动。建议心脑血管疾病高危人群(具有心脑血管既往病史或血压异常、血脂异常,或根据世界卫生组织发布的《心血管风险评估和管理指南》判断 10 年心脑血管疾病患病风险≥20%)及患者的运动形式根据个人健康和体质确定,考虑进行心脑血管风险评估,全方位考虑运动限度,以大肌肉群参与的有氧耐力运动为主,如健走、慢跑、游泳、太极拳等运动,活动量一般应达到中等强度。

　　5. 关注并定期进行血脂检测。40 岁以下血脂正常人群,每

2~5 年检测 1 次血脂;40 岁及以上人群至少每年检测 1 次血脂。心脑血管疾病高危人群每 6 个月检测 1 次血脂。

6. 防范脑卒中发生。脑卒中发病率、死亡率的上升与血压升高关系密切,血压越高,脑卒中风险越高。血脂异常与缺血性脑卒中发病率之间存在明显相关性。房颤是引发缺血性脑卒中的重要病因。降低血压,控制血脂,保持健康体重,可降低脑卒中风险。建议房颤患者遵医嘱采用抗凝治疗。

7. 学习掌握心脑血管疾病发病初期正确的自救措施及紧急就医指导。急性心肌梗死疼痛的部位(心前区、胸骨后、剑突下、左肩等)与心绞痛相同,但持续时间较长,程度重,并可伴有恶心、呕吐、出汗等症状,应让病人绝对卧床休息,松解领口,保持室内安静和空气流通。有条件者可立即吸氧,舌下含服硝酸甘油 1 片,同时立即呼叫急救中心,切忌乘公共汽车或扶病人步行去医院。早期脑卒中发病的特点是突然一侧肢体无力或者麻木,突然说话不清或听不懂别人讲话,突然视物旋转、站立不能,一过性视力障碍、眼前发黑,视物模糊,出现难以忍受的头痛,症状逐渐加重或呈持续性,伴有恶心、呕吐。出现这种情况时,应将患者放平,仰卧位,不要枕枕头,头偏向一侧,注意给病人保暖。同时,立即拨打急救电话,尽量快速到达医院。抓住 4 小时的黄金抢救时间窗,接受静脉溶栓治疗,可大幅降低致死率和致残率。

——社会和政府:

1. 鼓励、支持红十字会等社会组织和急救中心等医疗机构开展群众性应急救护培训,普及全民应急救护知识,使公众掌握基本必备的心肺复苏等应急自救互救知识与技能。到 2022 年和 2030 年取得急救培训证书的人员分别达到 1% 和 3%,按照师生 1 : 50 的比例对中小学教职人员进行急救员公益培训。完善公共场所急救设施设备配备标准,在学校、机关、企事业单位和机场、车站、港口客运站、大型商场、电影院等人员密集场所配备急救药品、器材和设施,配备自动体外除颤器(AED)。每5万人配置1辆救护车,缩短急救反应时间,院前医疗急救机构电话10秒接听率100%,提高救护车接报后5分钟内的发车率。(卫生健康委牵头,教育部、财政部、中国红十字会总会等按职责分工负责)

2. 全面实施35岁以上人群首诊测血压制度。基层医疗卫生机构为辖区35岁及以上常住居民中原发性高血压患者提供规范的健康管理服务。乡镇卫生院和社区卫生服务中心应配备血脂检测仪器,扩大心脑血管疾病高危人群筛查干预覆盖面,在医院就诊人群中开展心脑血管疾病机会性筛查。增加高血压检出的设备与场所。(卫生健康委牵头,财政部等按职责分工负责)

3. 推进"三高"(高血压、高血糖、高血脂)共管,开展超重肥胖、血压血糖增高、血脂异常等高危人群的患病风险评估和干预指导,做好高血压、糖尿病、血脂异常的规范化管理。(卫生健康委、中医药局按职责分工负责)

4. 所有市(地)、县依托现有资源建设胸痛中心,形成急性胸痛协同救治网络。继续推进医院卒中中心建设。强化培训、质量控制和督导考核,推广普及适宜技术。(卫生健康委牵头,发展改革委等按职责分工负责)

5. 强化脑卒中、胸痛诊疗相关院前急救设备设施配备,推进完善并发布脑卒中、胸痛"急救地图"。建设医院急诊脑卒中、胸痛绿色通道,实现院前急救与院内急诊的互联互通和有效衔接,提高救治效率。二级及以上医院卒中中心具备开展静脉溶栓的能力,脑卒中筛查与防治基地医院和三级医院卒中中心具备开展动脉取栓的能力。加强卒中中心与基层医疗卫生机构的协作联动,提高基层医疗卫生机构溶栓知识知晓率和应对能力。(卫生健康委牵头,发展改革委、财政部按职责分工负责)

(十二)癌症防治行动。

癌症严重危害群众健康。《2017年中国肿瘤登记年报》显示,我国每年新发癌症病例约 380 万,死亡人数约 229 万,发病率及死亡率呈现逐年上升趋势。随着我国人口老龄化和工业化、城镇化进程不断加快,加之慢性感染、不健康生活方式的广泛流行和环境污染、职业暴露等因素的逐渐累积,我国癌症防控形势仍将十分严峻。国际经验表明,采取积极预防、早期筛查、规范治疗等措施,对于降低癌症的发病率和死亡率具有显著效果。

行动目标:

到 2022 年和 2030 年,总体癌症 5 年生存率分别不低于 43.3% 和 46.6%;癌症防治核心知识知晓率分别不低于 70% 和 80%;高发地区重点癌种早诊率达到 55% 及以上并持续提高;基本实现癌症高危人群定期参加防癌体检。

——个人:

1. 尽早关注癌症预防。癌症的发生是一个多因素、多阶段、复杂渐进的过程,建议每个人尽早学习掌握《癌症防治核心信息及知识要点》,积极预防癌症发生。

2. 践行健康生活方式,戒烟限酒、平衡膳食、科学运动、心情舒畅可以有效降低癌症发生。如:戒烟可降低患肺癌的风险,合理饮食可减少结肠癌、乳腺癌、食管癌、肝癌和胃癌的发生。

3. 减少致癌相关感染。癌症是不传染的,但一些与癌症发生密切相关的细菌(如幽门螺杆菌)、病毒(如人乳头瘤病毒、肝炎病毒、EB 病毒等)则是会传染的。通过保持个人卫生和健康生活方式、接种疫苗(如肝炎病毒疫苗、人乳头瘤病毒疫苗)可以避免感染相关的细菌和病毒,从而预防癌症的发生。

4. 定期防癌体检。规范的防癌体检是发现癌症和癌前病变的重要途径。目前的技术手段可以早期发现大部分的常见癌症,如使用胃肠镜可以发现消化道癌,采用醋酸染色肉眼观察/碘染色肉眼观察(VIA/VILI)、宫颈脱落细胞学检查或高危型人乳头瘤病毒(HPV)DNA 检测,可以发现宫颈癌,胸部低剂量螺旋 CT 可以发现肺癌,超声结合钼靶可以发现乳腺癌。建议高危人群选择专业的体检机构进行定期防癌体检,根据个体年龄、既往检查结果等选择合适的体检间隔时间。

5. 密切关注癌症危险信号。如:身体浅表部位出现的异常肿块;体表黑痣和疣等在短期内色泽加深或迅速增大;身体出现哽咽感、疼痛等异常感觉;皮肤或黏膜出现经久不愈的溃疡;持续性消化不良和食欲减退;大便习惯及性状改变或带血;持久性声音嘶哑、干咳、痰中带血;听力异常,流鼻血,头痛;阴道异常出血,特别是接触性出血;无痛性血尿,排尿不畅;不明原因的发热、乏力、进行性体重减轻等。出现上述症状时建议及时就医。

6. 接受规范治疗。癌症患者要到正规医院进行规范化治疗,不要轻信偏方或虚假广告,以免贻误治疗时机。

7. 重视康复治疗。要正视癌症,积极调整身体免疫力,保持良好心理状态,达到病情长期稳定。疼痛是癌症患者最常见、最主要的症状,可以在医生帮助下通过科学的止痛方法积极处理疼痛。

8. 合理膳食营养。癌症患者的食物摄入可参考《恶性肿瘤患者膳食指导》。保持每天适量的谷类食物、豆制品、蔬菜和水果摄入。在胃肠道功能正常的情况下,注意粗细搭配,适当多吃鱼、禽肉、蛋类,减少红肉摄入,对于胃肠道损伤患者,推荐制作软烂细碎的动物性食品。在抗肿瘤治疗期和康复期膳食摄入不足,且在经膳食指导仍不能满足目标需要量时,可积极接受肠内、肠外营养支持治疗。不吃霉变食物,限制烧烤(火烧、炭烧)、腌制和煎炸的动物性食物的摄入。

——社会和政府:

1. 对发病率高、筛查手段和技术方案比较成熟的胃癌、食管癌、结直肠癌、肺癌、宫颈癌、乳腺癌等重点癌症,制定筛查与早诊早治指南。各地根据本地区癌症流行状况,创造条件普遍开展癌症机会性筛查。(卫生健康委牵头,财政部按职责负责)

2. 制定工作场所防癌抗癌指南,开展工作场所致癌职业病危害因素的定期检测、评价和个体防护管理工作。(卫生健康委牵头,全国总工会按职责负责)

3. 制定并推广应用常见癌症诊疗规范和临床路径,创新中医药与现代技术相结合的中医癌症诊疗模式,提高临床疗效。做好患者康复指导、疼痛管理、长期护理、营养和心理支持,提高癌症患者生存质量。重视对癌症晚期患者的管理,推进安宁疗护试点工作。(卫生健康委、中医药局牵头,科技部、民政部按职责分工负责)

4. 开展癌症筛查、诊断、手术、化疗、放疗、介入等诊疗技术人员培训。推进诊疗新技术应用及管理。通过疑难病症诊治能力提升工程,加强中西部地区及基层能力,提高癌症防治同质化水平。(卫生健康委牵头,发展改革委、财政部按职责分工负责)

5. 促进基本医疗保险、大病保险、医疗救助、应急救助、商业健康保险及慈善救助等制度间的互补联动和有效衔接,形成保障合力,切实降低癌症患者就医负担。(民政部、卫生健康委、医保局、银保监会按职责分工负责)

6. 建立完善抗癌药物临床综合评价体系,针对临床急需的抗癌药物,加快审评审批流程。完善医保目录动态调整机制,按规定将符合条件的抗癌药物纳入医保目录。(财政部、卫生健康委、医保局、药监局按职责分工负责)

7. 加强农村贫困人口癌症筛查,继续开展农村贫困人口大病专项救治,针对农村特困人员和低保对象开展食管癌、胃癌、结肠癌、直肠癌、宫颈癌、乳腺癌和肺癌等重点癌症的集中救治。(卫生健康委牵头,民政部、医保局、国务院扶贫办按职责分工负责)

8. 健全死因监测和肿瘤登记报告制度,所有县区开展死因监测和肿瘤登记工作,定期发布国家和省级肿瘤登记报告。搭建国家癌症大数据平台,建成覆盖全国的癌症病例登记系统,开展癌症临床数据分析研究,为癌症诊治提供决策支持。(卫生健康委牵头,

发展改革委按职责负责)

9. 在国家科技计划中进一步针对目前癌症防治攻关中亟需解决的薄弱环节加强科技创新部署。在科技创新 2030 重大项目中,强化癌症防治的基础前沿研究、诊治技术和应用示范的全链条部署。充分发挥国家临床医学研究中心及其协同网络在临床研究、成果转化、推广应用方面的引领示范带动作用,持续提升我国癌症防治的整体科技水平。(科技部、卫生健康委等按职责分工负责)

(十三) 慢性呼吸系统疾病防治行动。

慢性呼吸系统疾病是以慢性阻塞性肺疾病(以下简称慢阻肺)、哮喘等为代表的一系列疾病。我国 40 岁及以上人群慢阻肺患病率为 13.6%,总患病人数近 1 亿。慢阻肺具有高患病率、高致残率、高病死率和高疾病负担的特点,患病周期长、反复急性加重、有多种合并症,严重影响中老年患者的预后和生活质量。我国哮喘患者超过 3 000 万人,因病程长、反复发作,导致误工误学,影响儿童生长发育和患者生活质量。慢阻肺最重要的危险因素是吸烟、室内外空气污染物以及职业性粉尘和化学物质的吸入。哮喘的主要危险因素包括遗传性易感因素、环境过敏原的暴露、空气污染、病毒感染等。通过积极控制相关危险因素,可以有效预防慢性呼吸系统疾病的发生发展,显著提高患者预后和生活质量。

行动目标:

到 2022 年和 2030 年,70 岁及以下人群慢性呼吸系统疾病死亡率下降到 9/10 万及以下和 8.1/10 万及以下;40 岁及以上居民慢阻肺知晓率分别达到 15% 及以上和 30% 及以上。40 岁及以上人群或慢性呼吸系统疾病高危人群每年检查肺功能 1 次。

——个人:

1. 关注疾病早期发现。呼吸困难、慢性咳嗽和(或)咳痰是慢阻肺最常见的症状,40 岁及以上人群,长期吸烟、职业粉尘或化学物质暴露等危险因素接触者,有活动后气短或呼吸困难、慢性咳嗽咳痰、反复下呼吸道感染等症状者,建议每年进行 1 次肺功能检测,确认是否已患慢阻肺。哮喘主要表现为反复发作的喘息、气急、胸闷或咳嗽,常在夜间及凌晨发作或加重,建议尽快到医院确诊。

2. 注意危险因素防护。减少烟草暴露,吸烟者尽可能戒烟。加强职业防护,避免与有毒、有害气体及化学物质接触,减少生物燃料(木材、动物粪便、农作物残梗、煤炭等)燃烧所致的室内空气污染,避免大量油烟刺激,室外空气污染严重天气减少外出或做好戴口罩等防护措施。提倡家庭中进行湿式清扫。

3. 注意预防感冒。感冒是慢阻肺、哮喘等慢性呼吸系统疾病急性发作的主要诱因。建议慢性呼吸系统疾病患者和老年人等高危人群主动接种流感疫苗和肺炎球菌疫苗。

4. 加强生活方式干预。建议哮喘和慢阻肺患者注重膳食营养,多吃蔬菜、水果,进行中等量的体力活动,如太极拳、八段锦、走步等,也可以进行腹式呼吸,呼吸操等锻炼,在专业人员指导下积极参与康复治疗。建议积极了解医疗机构提供的"三伏贴"等中医药特色服务。

5. 哮喘患者避免接触过敏原和各种诱发因素。宠物毛发、皮屑是哮喘发病和病情加重的危险因素,建议有哮喘患者的家庭尽量避免饲养宠物。母乳喂养可降低婴幼儿哮喘发病风险。

——社会和政府:

1. 将肺功能检查纳入 40 岁及以上人群常规体检内容。推行高危人群首诊测量肺功能,发现疑似慢阻肺患者及时提供转诊服务。推动各地为社区卫生服务中心和乡镇卫生院配备肺功能检查仪等设备,做好基层专业人员培训。(卫生健康委牵头,发展改革委、财政部按职责分工负责)

2. 研究将慢阻肺患者健康管理纳入国家基本公共卫生服务项目,落实分级诊疗制度,为慢阻肺高危人群和患者提供筛查干预、诊断、治疗、随访管理、功能康复等全程防治管理服务,提高基

层慢阻肺的早诊早治率和规范化管理率。(卫生健康委牵头,财政部按职责负责)

3. 着力提升基层慢性呼吸系统疾病防治能力和水平,加强基层医疗机构相关诊治设备(雾化吸入设施、氧疗设备、无创呼吸机等)和长期治疗管理用药的配备。(卫生健康委牵头,发展改革委、财政部按职责分工负责)

4. 加强科技攻关和成果转化,运用临床综合评价、鼓励相关企业部门研发等措施,提高新型疫苗、诊断技术、治疗药物的可及性,降低患者经济负担。(科技部、卫生健康委、医保局按职责分工负责)

(十四) 糖尿病防治行动。

糖尿病是一种常见的内分泌代谢疾病。我国 18 岁以上人群糖尿病患病率从 2002 年的 4.2% 迅速上升至 2012 年的 9.7%,据估算,目前我国糖尿病患者超过 9 700 万,糖尿病前期人群约 1.5 亿。糖尿病并发症累及血管、眼、肾、足等多个器官,致残、致死率高,严重影响患者健康,给个人、家庭和社会带来沉重的负担。2 型糖尿病是我国最常见的糖尿病类型。肥胖是 2 型糖尿病的重要危险因素,糖尿病前期人群接受适当的生活方式干预可延迟或预防糖尿病的发生。

行动目标:

到 2022 年和 2030 年,18 岁及以上居民糖尿病知晓率分别达到 50% 及以上和 60% 及以上;糖尿病患者规范管理率分别达到 60% 及以上和 70% 及以上;糖尿病治疗率、糖尿病控制率、糖尿病并发症筛查率持续提高。

提倡 40 岁及以上人群每年至少检测 1 次空腹血糖,糖尿病前期人群每 6 个月检测 1 次空腹或餐后 2 小时血糖。

——个人:

1. 全面了解糖尿病知识,关注个人血糖水平。健康人 40 岁开始每年检测 1 次空腹血糖。具备以下因素之一,即为糖尿病高危人群:超重与肥胖、高血压、血脂异常、糖尿病家族史、妊娠糖尿病史、巨大儿(出生体重≥4kg)生育史。6.1mmol/L≤空腹血糖(FBG)<7.0mmol/L,或 7.8mmol/L≤糖负荷 2 小时血糖(2hPG)<11.1mmol/L,则为糖调节受损,也称糖尿病前期,属于糖尿病的极高危人群。

2. 糖尿病前期人群可通过饮食控制和科学运动降低发病风险,建议每半年检测 1 次空腹血糖或餐后 2 小时血糖。同时密切关注其他心脑血管危险因素,并给予适当的干预措施。建议超重或肥胖者使体重指数(BMI)达到或接近 $24kg/m^2$,或体重至少下降 7%,每日饮食总热量至少减少 400~500kcal,饱和脂肪酸摄入占总脂肪酸摄入的 30% 以下,中等强度体力活动至少保持在 150 分钟 / 周。

3. 糖尿病患者加强健康管理。如出现糖尿病典型症状("三多一少"即多饮、多食、多尿、体重减轻)且随机血糖≥11.1mmol/L,或空腹血糖≥7.0mmol/L,或糖负荷 2 小时血糖≥11.1mmol/L,可诊断为糖尿病。建议糖尿病患者定期监测血糖和血脂,控制饮食,科学运动,戒烟限酒,遵医嘱用药,定期进行并发症检查。

4. 注重膳食营养。糖尿病患者的饮食可参照《中国糖尿病膳食指南》,做到:合理饮食,主食定量(摄入量因人而异),建议选择低血糖生成指数(GI)食物,全谷物、杂豆类占主食摄入量的三分之一;建议餐餐有蔬菜,两餐之间适量选择低 GI 水果;每周不超过 4 个鸡蛋或每两天 1 个鸡蛋,不弃蛋黄;奶类豆类天天有,零食加餐可选择少许坚果;烹调注意少油少盐;推荐饮用白开水,不饮酒;进餐定时定量,控制进餐速度,细嚼慢咽。进餐顺序宜为先吃蔬菜、再吃肉类、最后吃主食。

5. 科学运动。糖尿病患者要遵守合适的运动促进健康指导方法并及时作出必要的调整。每周至少有 5 天,每天半小时以上的中等量运动,适合糖尿病患者的运动有走步、游泳、太极拳、广场舞等。运动时需防止低血糖和跌倒摔伤。不建议老年患者参加剧烈运动。血糖控制极差且伴有急性并发症或严重慢性并发症时，不宜采取运动疗法。

　　——社会和政府：

　　1. 承担国家公共卫生服务项目的基层医疗卫生机构应为辖区内 35 岁及以上常住居民中 2 型糖尿病患者提供规范的健康管理服务，对 2 型糖尿病高危人群进行针对性的健康教育。（卫生健康委牵头，财政部按职责负责）

　　2. 落实糖尿病分级诊疗服务技术规范，鼓励医疗机构为糖尿病患者开展饮食控制指导和运动促进健康指导，对患者开展自我血糖监测和健康管理进行指导。（卫生健康委牵头，体育总局、中医药局按职责分工负责）

　　3. 促进基层糖尿病及并发症筛查标准化，提高医务人员对糖尿病及其并发症的早期发现、规范化诊疗和治疗能力。及早干预治疗糖尿病视网膜病变、糖尿病伴肾脏损害、糖尿病足等并发症，延缓并发症进展，降低致残率和致死率。（卫生健康委牵头，财政部按职责负责）

　　4. 依托区域全民健康信息平台，推进"互联网 + 公共卫生"服务，充分利用信息技术丰富糖尿病健康管理手段，创新健康服务模式，提高管理效果。（卫生健康委牵头，发展改革委、财政部按职责分工负责）

　　（十五）传染病及地方病防控行动。

　　近年来，我国传染病疫情总体形势稳中有降，但防控形势依然严峻。性传播成为艾滋病的主要传播途径，疫情逐步由易感染艾滋病危险行为人群向一般人群传播，波及范围广，影响因素复杂，干预难度大；现有慢性乙肝患者约 2 800 万人，慢性丙肝患者约 450 万，每年新发结核病患者约 90 万例。包虫病等重点寄生虫病仍然严重威胁流行地区居民的健康。地方病流行区域广、受威胁人口多，40% 的县有 1 种地方病，22% 的县有 3 种以上的地方病。地方病重点地区与贫困地区高度重合,全国 832 个国家级贫困县中,831 个县有碘缺乏病,584 个县有饮水型氟中毒、饮茶型地氟病、大骨节病、克山病等,因病致贫、返贫现象突出。加大传染病及地方病防治工作力度是维护人民健康的迫切需要,也是健康扶贫的重要举措。

行动目标:

到 2022 年和 2030 年,艾滋病全人群感染率分别控制在 0.15% 以下和 0.2% 以下;5 岁以下儿童乙型肝炎病毒表面抗原流行率分别控制在 1% 和 0.5% 以下;肺结核发病率下降到 55/10 万以下,并呈持续下降趋势;以乡(镇、街道)为单位,适龄儿童免疫规划疫苗接种率保持在 90% 以上;法定传染病报告率保持在 95% 以上;到 2020 年消除疟疾并持续保持;到 2022 年有效控制和消除血吸虫病危害,到 2030 年消除血吸虫病;到 2022 年 70% 以上的流行县人群包虫病患病率在 1% 以下,到 2030 年所有流行县人群包虫病患病率在 1% 以下;到 2020 年持续消除碘缺乏危害;到 2022 年基本消除燃煤污染型氟砷中毒、大骨节病和克山病危害,有效控制饮水型氟砷中毒、饮茶型地氟病和水源性高碘危害;到 2030 年保持控制和消除重点地方病,地方病不再成为危害人民健康的重点问题。

提倡负责任和安全的性行为,鼓励使用安全套;咳嗽、打喷嚏时用胳膊或纸巾掩口鼻,正确、文明吐痰;充分认识疫苗对预防疾病的重要作用,积极接种疫苗。

——个人:

1. 提高自我防范意识。主动了解艾滋病、乙肝、丙肝的危害、防治知识和相关政策,抵制卖淫嫖娼、聚众淫乱、吸食毒品等违法犯罪行为,避免和减少易感染艾滋病、乙肝、丙肝的危险行为,不共用针头和针具、剃须刀和牙刷,忠诚于性伴侣,提倡负责任和安全的性行为,鼓励使用安全套。积极参与防治宣传活动,发生易感染危险行为后主动检测,不歧视感染者和患者。

2. 充分认识疫苗对于预防疾病的重要作用。接种乙肝疫苗是预防乙肝最安全有效的措施,医务人员、经常接触血液的人员、托幼机构工作人员、乙肝病毒表面抗原携带者的家庭成员、男性同性恋或有多个性伴侣者和静脉内注射毒品者等,建议接种乙肝疫苗。乙肝病毒表面抗原携带者母亲生育的婴儿,建议在出生 24 小时内(越早越好)接受乙肝免疫球蛋白和乙肝疫苗联合免疫,阻断母婴传播。注意饮食和饮水卫生,可预防甲肝和戊肝病毒感染。

3. 养成良好的卫生习惯。咳嗽、打喷嚏时用胳膊或纸巾掩口鼻,正确、文明吐痰。出现咳嗽、咳痰 2 周以上,或痰中带血等可疑症状时要及时到结核病定点医疗机构就诊。结核病患者要遵医嘱,坚持规律、全程、按时服药,坚持规范治疗后大多数可以治愈。家中有传染性肺结核患者时应采取适当的隔离措施。传染期肺结核患者应尽量避免去公共场所,外出时必须佩戴口罩,避免乘坐密闭交通工具。与传染性肺结核患者接触,或出入有较高传染风险的场所(如医院、结核科门诊等)时,建议佩戴医用防护口罩。

4. 儿童、老年人、慢性病患者的免疫力低、抵抗力弱,是流感的高危人群,建议在流感流行季节前在医生的指导下接种流感疫苗。

5. 饲养者应为犬、猫接种兽用狂犬病疫苗,带犬外出时,要使用犬链或给犬戴上笼嘴,防止咬伤他人。被犬、猫抓伤或咬伤后,应当立即冲洗伤口,并在医生的指导下尽快注射抗狂犬病免疫球蛋白(或血清)和人用狂犬病疫苗。

6. 接触禽畜后要洗手。不与病畜、病禽接触。不加工、不食用病死禽畜,或未经卫生检疫合格的禽畜肉。动物源性传染病病区内不吃生的或未煮熟煮透的禽畜肉,不食用野生动物。发现病死禽畜要及时向畜牧部门报告,并按照要求妥善处理。

7. 讲究个人卫生,做好防护。包虫病流行区居民要做到饭前洗手,家犬定期驱虫,犬粪深埋或焚烧进行无害化处理,染病牲畜内脏深埋不随意丢弃,防止其他动物进食;屠宰人员不随意丢弃牲畜内脏、不用生鲜内脏喂犬。血吸虫病流行区居民避免接触疫水,渔船民下水前做好防护措施;肝吸虫病流行区居民不生食或半生食鱼类、螺类和肉类,不用未经无害化处理的粪便喂鱼和施肥。钩虫病流行区居民避免赤足下水下田,加强防护。黑热病流行区居民使用药浸或长效蚊帐,安装纱门纱窗,减少人蛉接触,防止被叮咬。

8. 远离疾病。建议大骨节病病区居民尽量购买商品粮,不食用自产粮。建议克山病病区居民养成平衡膳食习惯,碘缺乏地区居民食用碘盐,牧区居民饮用低氟砖茶。建议饮水型氟砷中毒地区居民饮用改水后的合格水,做好自家管道维护;燃煤污染型氟砷中毒地区居民要尽量使用清洁能源或改良炉灶。

——社会和政府:

1. 动员社会各界参与艾滋病防治工作,支持社会团体、企业、基金会、有关组织和志愿者开展艾滋病防治宣传、感染者扶贫救助等公益活动,鼓励和支持对易感艾滋病危险行为人群开展动员检测和综合干预、感染者关怀救助等工作。(卫生健康委牵头,中央宣传部、民政部、财政部、中医药局、全国总工会、共青团中央、全国妇联、中国红十字会总会、全国工商联等按职责分工负责)

2. 落实血站血液艾滋病病毒、乙肝病毒、丙肝病毒核酸检测全覆盖,落实预防艾滋病、梅毒和乙肝母婴传播措施全覆盖,落实感染者救治救助政策。综合提高预防艾滋病宣传教育的针对性,提高综合干预的实效性,提高检测咨询的可及性和随访服务的规范性。(卫生健康委牵头,中央宣传部、中央政法委、中央网信办、发展改革委、教育部、工业和信息化部、公安部、民政部、司法部、财政部、交通运输部、农业农村部、文化和旅游部、海关总署、广电总局、药监局等按职责分工负责)

3. 全面实施病毒性肝炎各项防治措施,控制病毒性肝炎及其相关肝癌、肝硬化死亡上升趋势。鼓励有条件的地区对医务人员、经常接触血液的人员、托幼机构工作人员、乙型肝炎病毒表面抗原携带者家庭成员等高风险人群开展乙型肝炎疫苗接种,为食品生产经营从业人员、托幼机构工作人员、集体生活人员等易传播甲型肝炎病毒的重点人群接种甲型肝炎疫苗。(卫生健康委牵头,市场监管总局、药监局按职责负责)

4. 加大重点地区以及学生、老年人、贫困人口等重点人群的筛查力度,强化耐药筛查工作,及时发现结核病患者。实施结核病规范化治疗,提高诊疗水平。加强基层医疗卫生机构结核病患者全疗程健康管理服务。落实结核病救治保障政策。(卫生健康委牵头,教育部、医保局、国务院扶贫办按职责分工负责)

5. 持续开展流感监测和疫情研判,掌握流感病毒活动水平及流行动态,及时发布预警信息。鼓励有条件地区为 60 岁及以上户籍老人、托幼机构幼儿、在校中小学生和中等专业学校学生免费接种流感疫苗。保障流感疫苗供应。(卫生健康委牵头,教育部、工业和信息化部、药监局按职责分工负责)

6. 开展寄生虫病综合防控工作,加强环境卫生治理,降低农村寄生虫病流行区域人群感染率。在血吸虫病流行区坚持以控制传染源为主的防治策略,强化传染源管控关键措施,落实有螺环境禁牧,在血吸虫病流行区推广、建设无害化厕所和船舶粪便收容器,统筹综合治理阻断措施,压缩钉螺面积,结合河长制湖长制工作严控涉河湖畜禽养殖污染。(卫生健康委牵头,自然资源部、水利部、农业农村部、林草局按职责分工负责)

7. 完善犬只登记管理,加强对宠物饲养者责任约束,提升兽用狂犬病疫苗注射覆盖率。在包虫病流行区域,全面推行家犬拴养,定期开展犬驱虫,做好犬粪深埋、焚烧等无害化处理。开展包虫病人群筛查,对患者给予药物或手术治疗。逐步实行牲畜定点屠宰,加强对屠宰场(点)屠宰家畜的检验检疫,做好病变脏器的无害化处理。(公安部、住房城乡建设部、农业农村部、卫生健康委按职责分工负责)

8. 对饮水型氟砷中毒高发地区,完成改水工程建设;对居住分散、改水成本高的,可结合脱贫攻坚进行搬迁。对饮茶型地氟病高发地区,支持地方政府采取定点生产、财政补贴等措施,降低低氟砖茶价格,推广低氟砖茶。对燃煤型氟砷中毒高发地区,在有条件的地方推广清洁能源,不燃用高氟(砷)的煤,引导群众进行改炉改灶并使用改良炉灶。(国家民委、生态环境部、水利部、卫生健康委、市场监管总局等按职责分工负责)

9. 对大骨节病高发地区,制定针对病区 2~6 岁儿童的专项营养及换粮政策,确保儿童食用非病区粮食。在尊重群众意愿的基础上,将仍有新发病例的病区村进行整体搬迁。(发展改革委、农业农村部、粮食和储备局、国务院扶贫办按职责分工负责)

10. 做好大骨节病、氟骨症等重症患者的救治帮扶,对于符合农村贫困人口条件的患者,按照健康扶贫有关政策要求,加强综合防治和分类救治。对大骨节病、氟骨症等患者进行残疾评定,将符合条件的纳入残疾保障范围和最低生活保障范围。(卫生健康委牵头,民政部、医保局、国务院扶贫办等按职责分工负责)

四、保障措施

(一)**加强组织领导**。健康中国行动推进委员会(以下简称推进委员会)负责《健康中国行动》的组织实施,统筹政府、社会、个人参与健康中国行动,协调全局性工作,指导各地根据本地实际情况研究制定具体行动方案,研究确定年度工作重点并协调落实,组织开展行动监测评估和考核评价,下设专项行动工作组负责推动落实有关任务。各相关部门通力合作、各负其责。各省(区、市)要将落实本行动纳入重要议事日程,健全领导体制和工作机制,针对本地区威胁居民健康的主要健康问题,研究制定具体行动方案,分阶段、分步骤组织实施,确保各项工作目标如期实现。推动将健康融入所有政策,巩固提升卫生城镇创建,推进健康城市、健康村镇建设,并建成一批示范市(乡村),开展全民运动健身模范市(县)评选,有效整合资源,形成工作合力,确保行动实效。(卫生健康委牵头,

教育部、体育总局等按职责分工负责,各省级人民政府分别负责)

(二)开展监测评估。监测评估工作由推进委员会统筹领导,各专项行动工作组负责具体组织实施。在推进委员会的领导下,各专项行动工作组围绕行动提出的目标指标和行动举措,健全指标体系,制定监测评估工作方案。以现有统计数据为基础,完善监测评估体系,依托互联网和大数据,发挥第三方组织作用,对主要倡导性指标和预期性指标、重点任务的实施进度和效果进行年度监测评估。各专项行动工作组根据监测情况每年形成各专项行动实施进展专题报告,推进委员会办公室发挥第三方组织作用,形成总体监测评估报告,经推进委员会同意后上报国务院并通报各有关部门和各省(区、市)党委、政府。在监测评估基础上,适时发布监测评估报告。各省(区、市)按要求开展本地区监测评估。(卫生健康委牵头,财政部、统计局等按职责分工负责,各省级人民政府分别负责)

(三)建立绩效考核评价机制。把《健康中国行动》实施情况作为健康中国建设国家总体考核评价的重要内容,强化各地党委、政府和各有关部门的落实责任。建立督导制度,每年开展一次专项督导。针对主要指标和重要任务,制定考核评价办法,强化对约束性指标的年度考核。建立考核问责机制,对各地区、各部门、各单位等的落实情况进行考核评价,把考评结果作为对各地区、各相关部门绩效考核的重要依据。对考评结果好的地区和部门,予以通报表扬并按照有关规定给予适当奖励;对进度滞后、工作不力的地区和部门,及时约谈并督促整改。各相关责任部门每半年向推进委员会报告工作进展。充分调动社会组织、企业的积极性,发挥行业协(学)会作用,做好专项调查,探索建立第三方考核评价机制。(中央组织部、财政部、卫生健康委等按职责分工负责,各省级人民政府分别负责)

(四)健全支撑体系。在推进委员会的领导下,从相关领域遴选专家,成立国家专家咨询委员会,各省(区、市)成立省级专家咨询委员会,为行动实施提供技术支撑,及时提出行动调整建议,并完善相关指南和技术规范。医疗保障制度要坚持保基本原则,合理确定基本医保待遇标准,使保障水平与经济社会发展水平相适应。从治疗方案标准、评估指标明确的慢性病入手,开展特殊慢性病按人头付费,鼓励医疗机构做好健康管理。促进"互联网＋医疗健康"发展,创新服务模式。加大政府投入力度,强化支持引导,确保行动落实到位。依托社会力量依法成立健康中国行动基金会,为行动重点工作实施提供支持。鼓励金融机构创新产品和服务,推动形成资金来源多元化的保障机制。针对行动实施中的关键技术,结合国家科技重大专项、重点研发计划,加强科技攻关,对各项行动给予支持;同步开展卫生技术评估,不断增强行动的科学性、有效性和经济性。完善相关法律法规体系,以法治保障健康中国建设任务落实和目标实现。(卫生健康委牵头,发展改革委、科技部、民政部、财政部、人民银行、医保局、银保监会、证监会等按职责分工负责,各省级人民政府分别负责)

(五)加强宣传引导。设立健康中国行动专题网站,大力宣传实施行动、促进全民健康的重大意义、目标任务和重大举措。各有关责任部门要根据本行动要求,编制群众喜闻乐见的解读材料和文艺作品,并以有效方式引导群众了解和掌握,推动个人践行健康生活方式。设立健康形象大使,评选一批"健康达人",发挥形象大使和"健康达人"的示范引领作用。加强正面宣传、科学引导和典型报道,增强社会的普遍认知,营造良好的社会氛围。高度重视医疗卫生机构和医务人员在行动实施中的重要作用,完善培养培训、服务标准、绩效考核等制度,鼓励引导广大医务人员践行"大卫生、大健康"理念,做好健康促进与教育工作。(卫生健康委牵头,中央宣传部、中央网信办、广电总局、全国总工会、共青团中央、全国妇联等按职责分工负责)

附录

国务院办公厅关于成立
健康中国行动推进委员会的通知

国办函〔2019〕59 号

各省、自治区、直辖市人民政府，国务院各部委、各直属机构：

按照《国务院办公厅关于印发健康中国行动组织实施和考核方案的通知》（国办发〔2019〕32 号）要求，国务院成立健康中国行动推进委员会（以下简称推进委员会）。现将有关事项通知如下：

一、主要职责

统筹推进《健康中国行动（2019—2030 年）》组织实施、监测和考核相关工作。按年度研究部署行动推进的重点任务，并协调推动各地区各相关部门工作落实。根据疾病谱变化及医学进步等情况，研究对健康教育和重大疾病预防、治疗、康复、健康促进等提出指导性意见，并适时调整指标、行动内容。完成党中央、国务院交办的其他事项。

二、组成人员

主　任：孙春兰　国务院副总理
副主任：马晓伟　卫生健康委主任
　　　　陈宝生　教育部部长
　　　　苟仲文　体育总局局长
　　　　丁向阳　国务院副秘书长

委　员:梁言顺　中央宣传部副部长

　　　　刘烈宏　中央网信办副主任

　　　　连维良　发展改革委副主任

　　　　钟登华　教育部副部长

　　　　徐南平　科技部副部长

　　　　王江平　工业和信息化部副部长

　　　　孙力军　公安部副部长

　　　　王爱文　民政部副部长

　　　　余蔚平　财政部副部长

　　　　游　钧　人力资源社会保障部副部长

　　　　王广华　自然资源部副部长

　　　　黄润秋　生态环境部副部长

　　　　黄　艳　住房城乡建设部副部长

　　　　刘小明　交通运输部副部长

　　　　田学斌　水利部副部长

　　　　吴宏耀　农业农村部党组成员

　　　　张　旭　文化和旅游部副部长

　　　　孙梅君　市场监管总局副局长

　　　　范卫平　广电总局副局长

　　　　李建明　体育总局副局长

　　　　施子海　医保局副局长

　　　　严文斌　新华社副社长

　　　　段铁力　烟草局副局长

　　　　于春孝　铁路局副局长

　　　　李　健　民航局副局长

　　　　闫树江　中医药局副局长

　　　　陈时飞　药监局副局长

　　　　夏更生　扶贫办副主任

　　许正中　人民日报社副总编辑

　　阎京华　全国总工会副主席、书记处书记

　　李柯勇　共青团中央书记处书记

　　章冬梅　全国妇联书记处书记

　　孟庆海　中国科协副主席、书记处书记

　　贾　勇　中国残联副理事长

相关领域专家、全国人大代表、全国政协委员和社会知名人士代表若干名（具体人员由推进委员会按程序确定）

　　秘书长：丁向阳（兼）

　　于学军　卫生健康委副主任

三、其他事项

推进委员会办公室设在卫生健康委，承担推进委员会的日常工作，做好与爱国卫生有关工作的衔接。办公室主任由卫生健康委副主任于学军兼任，办公室成员由推进委员会成员单位有关司局负责同志、专家代表等担任。推进委员会成员因工作情况需要增加或调整的，由推进委员会办公室提出，按程序报推进委员会主任批准。推进委员会设立专家咨询委员会，为实施健康中国行动提供专业技术支持。

国务院办公厅

2019 年 7 月 9 日

（此件公开发布）

57